ICH WOLLTE NIE VEGANER SEIN

FÜR MEINE FAMILIE.

W0337963

HÄRTER

IMPRESSUM

MIX
Papier aus verantwortungsvollen Quellen
FSC® C014138
FSC
www.fsc.org

1. Auflage 2022
 ISBN 978-3-942906-56-2
Autor: Philipp Steuer
Gastautor:innen: Tim Bengel, Serayi Degerli, Maurice Gajda, Timo Hildebrand, Robert Hofmann, Jana Kaspar, Lisa-Sophie Laurent, Maya Leinenbach, Niko Rittenau, Ricky Saward, Steven Schuto, Nadine Steuer, Chris Washington, Kathrin Weßling

Coverfoto: Miguel Dorset
Gestaltung und Satz: CN Grafik | www.cn-grafik.de & Team
Lektorat: Kia Kahawa & Team
Druck und Bindung: FINIDR, Tschechien

INHALT

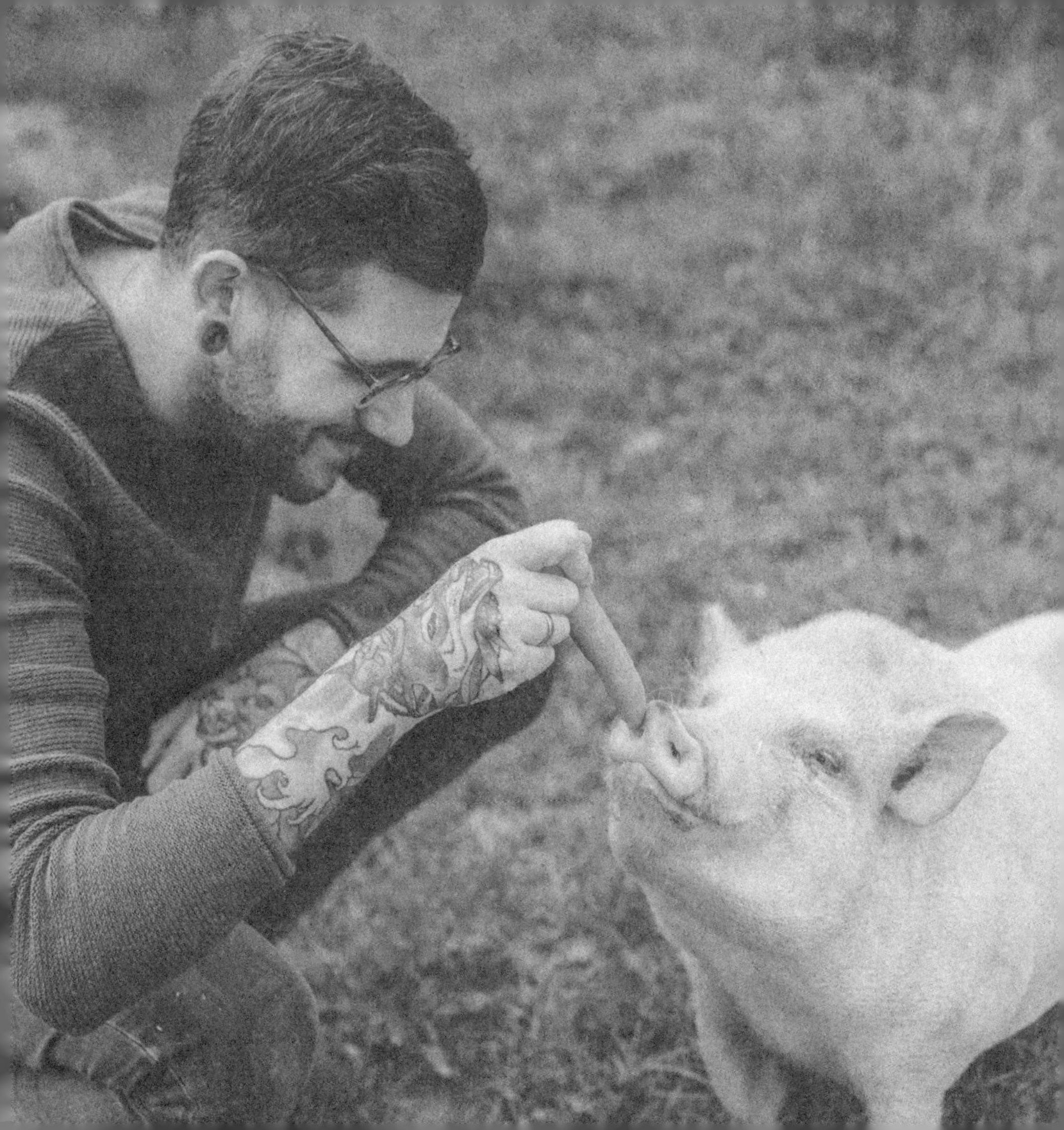

INTRO

Meine Oma hat immer gesagt: Philipp, wenn du eine Party nicht ruinieren möchtest, dann sprich nicht über Politik, Religion oder Ernährung. Irgendwann wird sich jemand rechtfertigen oder echauffieren und die Stimmung dadurch kippen. Wenn du dieses Buch hier in den Händen hältst, dann dürfte dir jetzt klar sein, dass ich mich nicht an ihren Ratschlag gehalten habe. Sorry Oma, aber der Dickkopf kommt aus deiner genetischen Richtung!

Dieses Buch hier ist eine Anleitung für alle, die weniger Tiere essen möchten. Würde ich heute mein achtjähriges Ich treffen und ihm davon erzählen, würde es lachen und dabei genüsslich in ein Schweinesteak beißen. Zum Frühstück wohlgemerkt und die Geschichte ist genau so passiert – dazu später mehr. Was ich dir damit sagen will: Ich komme selbst vom Dorf, habe fünfundzwanzig Jahre lang gern Fleisch gegessen und bis zuletzt nichts auf meine Bärchenwurst kommen lassen.

Das ist natürlich maximal ignorant. Aber uns trifft meiner Meinung nach erst mal keine Schuld. Die Gesellschaft und die Industrie haben dafür gesorgt, dass wir das Schnitzel im Supermarkt nicht mehr mit einem Lebewesen in Verbindung bringen. Das gilt für alle tierischen Produkte – für Fleisch, Milch oder Eier. Die Industrie hat das sehr geschickt eingefädelt und aus Marketingsicht sicher alles richtig gemacht.

Ich sag nur eines: Milch macht müde Männer munter! Das war ein Werbeslogan der westdeutschen Milchwirtschaft, der in den 1950er-Jahren entstanden ist.

Doch heute befinden wir uns an einem Wendepunkt. Immer mehr von uns hinterfragen das, was uns in Sachen „Tierwohl" all die Jahre aufgetischt wurde. Ich habe schon mit Menschen gesprochen, die hatten einen großen What-The-Fuck-Moment, als sie realisierten, dass Kühe nicht dauerhaft Milch geben.

Hinzu kommt, dass wir – wenn wir mal ehrlich sind – eigentlich gar keine Ahnung von Ernährung haben. Woher auch? Mit meinem Abitur und einem Bachelor im Online-Journalismus habe ich eine typische akademische Laufbahn hingelegt, aber bis jetzt noch nie wirklich etwas über die Auswirkungen von Ernährung auf unser Wohlbefinden und unsere Umwelt gelernt. Mein komplettes Umfeld wohl ebenfalls nicht. Noch bizarrer: Selbst viele Mediziner:innen, denen wir in Gesundheitsfragen blind vertrauen, haben oft keinerlei Fachexpertise zum Thema, denn es spielt in ihrem Studium nur eine untergeordnete Rolle.

Dabei hat unsere Ernährung einen riesigen Einfluss – nicht nur auf die Lebewesen, die wir (nicht) essen, sondern auch auf die eigene Gesundheit und die Umwelt. Zu hoher Konsum von Fleisch und anderen tierischen Nahrungsmitteln ist eine der Hauptursachen von Übergewicht, Diabetes und Herz-Kreislauf-Erkrankungen. 14,5 % aller globalen Treibhausgase werden durch die Massen-Viehhaltung verursacht. 80 % des Amazonas-

Gebiets werden für den Futtermittelanbau gerodet. Hinzu kommt eine starke Verschmutzung des Grundwassers durch die Exkremente der Tiere. Das sind alles Dinge, die ich vor sechs Jahren noch nicht wusste. Eben weil sie nicht chic sind. Eben weil das Thema Ernährung etwas ist, das wir gerne ignorieren. Ich für meinen Teil möchte hier auch gar nicht den Moralapostel raushängen lassen, das steht mir nicht zu. Aber ich glaube an Veränderung durch Informationen und möchte meine Reichweite nutzen, um auf dieses Thema aufmerksam zu machen. Ohne erhobenen Zeigefinger.

Dieses Buch soll alle Menschen motivieren, weniger Tiere zu essen. Ich schreibe bewusst *weniger* und nicht *keine*, denn zu schnelle und zu große Umstellungen bewirken oft das Gegenteil von dem, was man eigentlich vorhatte.

Was du letztendlich mit den Informationen in diesem Buch machst, ist vollkommen dir überlassen. Lehn dich einfach zurück, hol dir dein Lieblingsgetränk, etwas zu knabbern und begib dich mit mir gemeinsam auf die Reise ins Land, wo Hafermilch und Ahornsirup fließen..

In diesem Sinne:

SEX, DRUGS UND BLUMENKOHL. LOS GEHT'S!

DIE 5 PHASEN DER VEGANISIERUNG

Seit meiner eigenen Abkehr von tierischen Produkten hin zur rein pflanzlichen Kost, habe ich zahlreiche Situationen erlebt, von denen ich erst dachte, dass sie individuell seien. Seit ich mit dem Thema aber in der Öffentlichkeit und damit auch via Social Media im täglichen Austausch mit Hunderttausenden Menschen stehe, stelle ich doch fest: Es gibt Tausende, bei denen verläuft die Veganisierung sehr ähnlich wie bei mir. Irgendwann fing ich an, die Anfragen und das Feedback einzelnen Phasen zuzuordnen, in denen sich die Absender:innen gerade befinden. Das Ergebnis ist mein 5-Phasen-der-Veganisierung-Modell, das ich dir in den nächsten Kapiteln erläutern möchte.

Wichtig: Natürlich gibt es hier und da Sonderfälle, wie Menschen, die von jetzt auf gleich komplett vegan leben und damit einige Phasen aus meinem Modell überspringen. Aber sie bilden – so ist meine Erfahrung – die Ausnahme.

LASS UNS ANFANGEN.

PHASE #1
ABLEHNUNG

Starten wir mit der ersten Phase, in die sehr viele Menschen zuerst hineingeraten, ohne wieder herauszukommen. Ich nehme mich hier in keiner Weise raus und erinnere mich noch sehr gut an sie.

DAS KÄSE-NUGGET-GATE

Zum ersten Mal wirklich in Berührung mit dem Thema vegan oder besser vegetarisch kam ich, als ich etwa zehn Jahre alt war und meine beiden großen Schwestern durch eine Bravo-Reportage über Massentierhaltung plötzlich vegetarisch wurden. Okay, ich glaube, es war eher pescetarisch, denn sie aßen weiterhin Fisch. Zu meiner Verwunderung, denn Fische sind doch auch Lebewesen? Ich habe sogar mal in einer Dokumentation über Kugelfische gesehen, dass die Männchen über Wochen hinweg wunderschöne Mandalas in den Meeresboden malen, um die Weibchen damit zu beeindrucken. Wenn ich an meine Schulzeit und den Kunstunterricht zurückdenke, muss ich mir leider eingestehen: Diese Fische malen maximal besser als ich. Meine Schwestern hatte dies nicht berührt. Das Fleisch verschwand vom Teller, die Fische nicht. Meine Eltern waren, wie bei vielen anderen Themen auch, super entspannt und ließen sie einfach mal machen. Ich aß weiter mein geliebtes Cordon bleu, meine Salami-Pizza und den Regionalstolz aller Thüringer:innen: Roster, also Schweinewurst vom Grill. Mir war das Verhalten meiner Schwestern egal. Ich lehnte strikt diesen Wandel ab. Er leuchtete mir nicht ein und ich empfand es als anstrengend, dass meine Mutter die Gerichte für meine Schwestern anpasste, damit jede:r mitessen kann.

Rückblickend erinnere ich mich breit grinsend an das Käse-Nugget-Gate, das meine Frau Nadine und ich aus erster Reihe miterleben durften. Meine Mutter hatte extra für meine vegetarisch-pescetarische Schwester „Käse-Nuggets" gekauft. Meine Schwester aß genüsslich ein paar davon und hielt irgendwann nach einem Biss inne. Sie kaute langsamer. Nachdenklicher. Runzelte die Stirn. Und es ergab sich folgender Dialog:

Mama, was sind das nochmal hier für Teile?

Käse-Nuggets, wieso?

Die schmecken irgendwie komisch.

Mhm. Ich hol mal die Verpackung!

… Stille …

MAMA! Da ist HÜHNCHEN drin!

Aber Sie sind doch aus Käse, oder nicht? ?!

Ich möchte meiner Mutter keine Vorspiegelung falscher Tatsachen unterstellen. Sie wollte meiner Schwester einfach 'ne Freude machen und hat nicht darüber nachgedacht, dass „MIT KÄSE" ein „MIT HÜHNCHEN" nicht ausschließt.

Ich lache heute noch, wenn ich an die Szene denke. Ich habe es mit dreizehn einfach nicht verstanden, wieso meine Schwestern freiwillig auf so großartige Sachen wie den Mutzbraten verzichten können – ein ebenfalls in (Ost-)Thüringen beliebtes Stück Fleisch, das im Birkenholzrauch gegart wird und das ich sehr gerne auf Dorffesten gegessen habe. Meine Ablehnung fand damals ihren Ursprung und nahm über die Jahre nicht ab, im Gegenteil.

EINMAL DÖNER OHNE ALLES, BITTE!

Bevor ich überhaupt auf die Idee kam, meinen eigenen Tierkonsum und den beachtlichen Stapel an Bärchenwurst im Kühlschrank zu hinterfragen, hatte ich schon ein massiv schlechtes Bild von Veganer:innen. Denn wann immer ich auf welche traf, meldete sich nach kürzester Zeit das schlechte Gewissen.

2015 ging ich mit einem Bekannten während der Mittagspause eines Events in Köln zu einem Döner-Imbiss um die Ecke. Ich bestellte mir einen großen Döner ohne Zwiebeln, dafür mit viel Hähnchen und dreimal so viel Joghurt-Soße. Mhhm, was für ein Traum! Mein Bekannter hingegen bestellte sich – festhalten – eine Dönertasche gefüllt mit gemischtem Salat.

Natürlich ohne Fleisch und allem anderen, was in meinen Augen zu der Zeit genusstechnisch Spaß gemacht hätte. Als Ladenbesitzer wäre ich damals gekränkt gewesen. Für mich war es damit vergleichbar, sich im Kino einfach nur ein kleines Wasser ohne Sprudel zum Film zu bestellen. Folgende Konversation setzte nahtlos an die Brot-Salat-Bestellung an:

Mit Soße?

Haben Sie eine vegane Option?

Joghurt. Ist doch vegan, oder?

Ist es denn Soja-Joghurt?

Nein, Joghurt.

Also mit Kuhmilch?

Ja.

Dann ist es nicht vegan.

Zaziki?

Auch nicht vegan, wenn dort ebenfalls der nicht vegane Joghurt verwendet wurde.

Currysoße?

Ist die denn mit Garnelenpaste?

Muss ich fragen, keine Ahnung.

Dann wäre die auch nicht vegan. Ok, dann einfach ohne Soße, passt schon!

Ja gut, dann Brot mit Salat, das macht dann 2,90 Euro. Vielleicht noch eine vegane Serviette dazu?

Als mein Bekannter endlich seinen „Döner" in der Hand hielt, hatte ich meinen bereits zur Hälfte aufgegessen. Irgendwie war es mir ein Stück weit peinlich, dass er aus so einer simplen Sache wie einem Döner so eine Wissenschaft gemacht hatte. Aber ich empfand auch Wut, weil mir das Hähnchen heute nur halb so gut schmeckte und das schlechte Gewissen – so vor Augen geführt – echt einen schlechten Beigeschmack im Mund verursachte. Doch warum zur Hölle machte mich sein Verhalten wütend? Er hatte doch einfach nur Brot mit Salat bestellt und zu seinen Prinzipien gestanden. Bin ich vielleicht komisch oder gar ein schlechter Mensch? Nein und nein, denn die Wissenschaft hat eine Antwort auf die Frage gegeben und die lautet: Das Meat-Paradox!

DAS MEAT-PARADOX

Nicht selten reagieren Fleischesser:innen gereizt auf eine vegane Lebensweise. Dafür gibt es einen psychologischen Grund: das Meat-Paradox.

Dieses hat der US-amerikanische Psychologieprofessor Hank Rothgerber näher definiert. Er beschreibt damit die kognitive Dissonanz, die Fleischesser:innen erleben, wenn sie ihre Ernährung und ihre Tierliebe in Einklang bringen müssen. Sprich: Auf der einen Seite lieben wir unseren Hamster und geben Unmengen an Geld aus, um seine eigentliche Lebensspanne von zwei Jahren um den Faktor fünf zu strecken. Idealerweise. Klappt aber nicht immer, wie ich als ehemaliger Besitzer eines Hamsters namens Teddy nur zu gut weiß. Wir lieben also den Hamster und schreiben *tierlieb* in unsere Tinder-Bio. Gleichzeitig hauen wir uns aber abstrus billiges Hackfleisch für 99 Cent in den Schlund, bei dem wir alle wissen, dass die Tiere, die dafür ihr Leben lassen mussten, definitiv nicht nach Jahren der Freiheit und Yoga-Retreats auf Bali in den Tod gestreichelt wurden.

Genau da kommt das Meat-Paradox ins Spiel und es besagt, dass wir maximal gestresst sind, wenn wir im Kopf zwei miteinander unvereinbare Ansichten tragen und eine davon dennoch ausleben. „Ich würde alles für meinen Hamster tun" trifft auf „Ich weiß schon, dass das mit dem 99-Cent-Hack problematisch ist, aber ich liebe Bouletten viel zu sehr, rein damit!". Unser Gehirn ist dabei natürlich nicht blöd und will Stress vermeiden. Deshalb schützt es uns, indem es die für uns unangenehme Wahrheit hinter Fleisch und Co. ausblendet. Auch die Industrie weiß das natürlich und druckt deshalb auf die Verpackungen ultraglückliche Schweine, die uns mit einem Lächeln sagen sollen: „Hi! Ich bin für dich gerne lachend in die Kreissäge gelaufen, mach dir keinen Kopf und wo du gerade schon hier bist, nimm zwei Packungen zum Preis von einer. Oink Oink!"

Dieses Zuckerwattegedankenland bleibt nun so lange bestehen, bis die Veganer:innen kommen und uns alleine durch ihr Verhalten auf die kognitive Dissonanz hinweisen. Ich sagte ja, der Hass ist wissenschaftlich begründbar. Das erklärt auch, warum ich damals sowohl die kulinarische Wandlung meiner Schwestern, als auch das Verhalten meines Bekannten in dem Döner-Laden als nervig empfand.

Doch es ist nicht allein unser Gehirn, das für Ablehnung sorgt: Veganer:innen stehen sich oft auch selbst im Wege, wenn es um eine breitere Akzeptanz ihrer Lebensweise geht.

DER VEGANER IST DEM VEGANER SEIN GRÖSSTER FEIND

Es wäre an dieser Stelle viel zu einfach, das schlechte Image vieler Veganer:innen ausschließlich mit dem Meat-Paradox zu begründen.

Ich las irgendwo mal diesen Satz, dass der Veganer dem Veganer sein größter Feind sei und nach all den Jahren kann ich das Ganze bekräftigen. Der klassische alte Veganer nervt und je tiefer er oder sie im Tunnel der Wahrheit steckt, desto schlimmer wird es. Lasst es mich erklären. Als ich um 2017 vegetarisch wurde, teilte ich diese Änderung, wie auch andere

Lebensupdates zuvor, online mit meiner Community. Seit dem Ende meines Studiums 2009 war ich auf Instagram und Co. sehr aktiv und erreichte dort mittlerweile Hunderttausende von Menschen. Da ich es liebe, Informationen zu visualisieren und Denkanstöße zu liefern, postete ich nun auch immer öfter Updates zu meinem ernährungstechnischen Wandel:

Hallo ihr Lieben, ich esse kein Fleisch mehr
und ernähre mich vegetarisch.
Mega, oder?

Neben Zuspruch bekam ich aber vor allem aus dem veganen Lager richtig viel Kritik. Vegetarisch zu leben würde ja immer noch jahrelange Ausbeutung unterstützen und sei somit definitiv keine wirkliche Verbesserung. Ich war damals maximal irritiert, denn ich wollte mich ja bessern und etwas für die Tiere tun und stattdessen wurde ich stärker von Veganer:innen angefeindet als von Fleischesser:innen. Welch Ironie.

Doch auch das ist wissenschaftlich begründbar, wie Christoph Klotter, Professor für Ernährungspsychologie an der Hochschule Fulda, in einem Interview erklärt.

Die Veganer:innen erwecken gern den Eindruck, sie seien perfekt, moralisch überlegen. Den Fleischesser:innen werfen sie das Gegenteil vor. Sie sind die „dummen Trottel". Sie machen sich schuldig, indem sie Fleisch essen. Die Veganer:innen hingegen machen sich nicht schuldig, sie essen ja nur Gemüse. Doof nur, dass die wenigsten von uns seit Geburt vegan sind und eben auch mal Fleisch und Milch konsumiert haben. Und das heißt, auch Veganer:innen haben sich mal schuldig gemacht, bauen die Schuld aber durch das Weglassen tierischer Produkte ab, indem sie sich für mehr Tierwohl einsetzen, werden dann aber schnell auch auf die wütend, die nicht mitziehen. Das Ergebnis ist oft gesteigerter Missionierungseifer, der in vielen Fällen maximal unsympathisch rüberkommt.

Und das erlebe ich selbst heute noch! Neben den klassischen Kommentaren „Darauf erst mal ein Schnitzel!" von Fleischesser:innen unter meinen Rezeptvideos, gibt es genügend private Nachrichten militanter Veganer:innen, die mich dafür anzählen, dass ...

- ich nicht ausschließlich regional koche;
- ich Produkte des bösen Konzerns X benutze;
- ein Plastikgeweih an meiner Wohnzimmerwand hängt;
- Haustiere halten Tierquälerei ist

und, und, und. Die Liste ist lang. Mittlerweile lese ich immer neue Anschuldigungen begeistert meiner Frau vor und wir lachen dann zusammen. Wir nennen solche Menschen gern „die Vegan-Polizei", die ganz streng kontrolliert, ob wir auch alles richtig machen. Was natürlich Quatsch ist, denn niemand ist perfekt.
Basierend auf all den Erfahrungen und wissenschaftlichen Erkenntnissen kann ich nur sagen, dass ich die Menschen total verstehe, die Veganer:innen nervig finden und eine rein pflanzliche Ernährung ablehnen. Ich finde auch nichts ätzender als die Vegan-Polizei, die sofort Sturm läuft, wenn ich

mal erwähne, dass ich den Geruch vom Hähnchenwagen vorm Supermarkt immer noch als Duft empfinde. Was die Menschen nicht verstehen: Jeder kleine Schritt zählt und wenn man sofort bei jeder kleinsten Abweichung vom eigenen Weltbild auf andere einschlägt, macht man sehr viel kaputt.

WAS DER BAUER NICHT KENNT UND DER GELBE ALBTRAUM

Die für mich wohl größte Herausforderung auf meiner Reise in das Land, wo Hafermilch und Ahornsirup fließen, waren tatsächlich mein Kopf und meine festgefahrenen Geschmacksgewohnheiten. Meine Schwiegermutter Moni sagt immer: „Was der Bauer nicht kennt, isst er nicht", und damit hat sie vollkommen recht. Ich war lange sehr, sehr festgefahren und lehnte erst mal alles ab, was ich nicht kannte. Denn wie ich zuvor bereits schrieb: Veränderungen sind zunächst vor allem anstrengend. Sie kosten Energie, und wenn der Burger dann nicht so gut schmeckt wie sonst, werde ich auch noch wütend und bleibe hungrig, also ein klassischer Fall von hangry. Bei mir basierte die Ablehnung auf verschiedenen kleinen Enttäuschungen, die zwei Ursachen haben:

Es sind Alternativen, kein Ersatz.

Sprache schafft ja bekanntlich Realität und oft ist bei pflanzlichen Alternativen die Rede von Ersatz. Fleischersatz. Käseersatz. Ersatzersatz. Das Wort Ersatz ist aber trügerisch, denn es suggeriert, dass das eine geschmacklich eins zu eins das andere ersetzt. Tut es aber in den seltensten Fällen und so ist die Enttäuschung hier vorprogrammiert. Gleich vorweggenommen: Ich habe mir deshalb angewöhnt, von Alternativen zu sprechen. Ich erinnere mich noch haarscharf, wie ich vor fünf Jahren einen veganen Streukäse einer traditionellen veganen Marke kaufte. Was soll ich sagen? Er war fürchterlich und ich glaube bis heute, dass Fensterkit besser schmeckt. Auch optisch war er eine Katastrophe, denn er änderte seine Farbe in ein grelles Gelb und sah maximal unappetitlich aus. Für mich ein gelber Albtraum, den es leider heute immer noch im Regal gibt. Wenn es damals nicht auch schon andere vegane Käsealternativen gegeben und ich nicht gemerkt hätte, dass es durchaus leckere Möglichkeiten gibt – ich wäre vermutlich sehr abgeschreckt gewesen und hätte veganen Käse erst mal abgelehnt.

Alles MUSS fancy sein. Broccolini, ick hör dir trapsen!

Das eine ist der Geschmack, das andere sind die Zutaten selbst. Während ich an dem Buch hier schreibe, findet der Veganuar statt. Das ist eine aus England stammende Aktion, bei der Menschen dazu motiviert werden sollen, den Januar über auf alle tierische Produkte zu verzichten und vegan zu leben. Daran nehmen mittlerweile immer mehr Menschen teil und werden dabei von den unterschiedlichsten Quellen mit tollen Tipps und Rezepten versorgt. Auf Twitter las ich in dem Zusammenhang von einer Person, die optimistisch in den Veganuar gestartet war, nun aber ein bisschen resigniert war, da die Rezepte, die sie sich rausgesucht hatte, allesamt zu viele exotische Zutaten beinhalteten. Stichwort Lupinensoße. Ich kenne niemanden, der die einfach so im Regal hat. Und genau das ist der Knackpunkt, der ebenfalls zu Ablehnung führen kann: Viel zu viele vegane Rezepte online und in Büchern sind meiner Meinung nach einfach zu speziell für

Menschen, die noch nie fokussiert vegan gekocht haben. Ich kann das aus Kochbuch-Autor-Sicht durchaus verstehen, schließlich möchte man zeigen, was man kann und Nudeln mit Tomatensoße sind nicht wirklich etwas, das für große Augen und offene Münder sorgt.

Ich selbst habe ebenfalls eine mehr als enttäuschende Erfahrung gesammelt. Ich schlug motiviert ein Kochbuch eines bekannten veganen Kochs auf, blätterte durch und blieb bei einem optisch ansprechenden Rezept hängen. „Das koch ich nach!", dachte ich mir. Bis ich bei den essenziellen Zutaten von Brokkolini las. Was zur Hölle ist Brokkolini?! Um dir das Googeln abzunehmen: Brokkolini – auch Bimi, Spargelbrokkoli oder Spargoli genannt – ist eine relativ neue Gemüseart aus Japan, die als Kreuzung aus Gai Lan (Kailan oder Chinesischer Brokkoli) und dem bei uns bekannten Brokkoli entstanden ist. Schön, das zu wissen, aber bis heute habe ich in keinem normalen Supermarkt Brokkolini gefunden. Und das ist nur ein Beispiel für die Vielzahl an fancy Zutaten, die einfache vegane Gerichte manchmal so besonders machen sollen. Tun sie auch. Aber begrenzte Verfügbarkeit sorgt am Ende nur für eins: Ablehnung.

APROPOS: DÖNER OHNE ALLES BITTE!

Zum Ende des Kapitels möchte ich noch mal auf meinen veganen Bekannten aus der Dönerbude eingehen. Ich bin seitdem nie wieder in eine Dönerbude gegangen, bis ich Anfang 2020 meinen Vater – seines Zeichens Dachdeckermeister – auf einer Baustelle in der Nähe von Frankfurt besuchte. Jetzt war ich der Veganer und gespannt, ob ich etwas bekommen würde

und wenn ja, was. Mein Vater bestellte einen Hähnchen-Döner „mit alles".
Ich für meinen Teil fragte, ob sie vegane Optionen hätten. Der Mann hinter der Theke guckte mich ungläubig an, während mein Vater versuchte, ihm mit „ohne Tiere" und merkwürdigen Gesten mein Anliegen näherzubringen. Der Thekenmann fing an zu grübeln, nuschelte etwas und ging dann nach hinten, um sich mit einem Kollegen zu besprechen.
Das Ergebnis: Fladenbrot mit gemischtem Salat ohne Soße schmeckt echt fürchterlich. Zum Glück hat sich vieles anderes zum Positiven entwickelt.

FAZIT

Die Ablehnung ist für einige Menschen, denen ich in den letzten Jahren (digital) begegnet bin, fast die größte Hürde auf dem Weg zu einer tierleidfreieren Ernährung. Sie wird oft durch die Gesellschaft, Familie und Freunde oder durch sich selbst geschürt („Veganer:innen nerven mich und machen mir ein schlechtes Gewissen, ich esse lieber weiter mein Fleisch!").
Doch bei immer mehr Menschen bröckelt die Mauer der Ablehnung. Mittlerweile ernähren sich schon 1,4 Millionen Menschen in Deutschland vegan *(Quelle: IFD 2021)* und es werden pro Jahr deutlich mehr. Vor allem unter den jüngeren Menschen sehe ich einen ganz klaren Trend, sich vegan zu ernähren. Sie und wir alle verstehen langsam, aber sicher, dass es einfach auf Dauer nicht gut sein kann, Tonnen an Tieren unachtsam in uns reinzuschaufeln – weder für die Lebewesen selbst noch für das Klima und die eigene Gesundheit.
Man kann auch sagen: Das Interesse an rein pflanzlicher Ernährung steigt, was uns zur gleichnamigen zweiten Phase der Veganisierung bringt.

PHASE #2
INTERESSE

Meistens folgt nach oder begleitend zur Ablehnung die zweite Phase: das Interesse. Damit meine ich eine gewisse Offenheit gegenüber der veganen Ernährung, die durch sehr viele Fragen und die Suche nach den entsprechenden Antworten gekennzeichnet ist. Die Antworten, die ich auf meine Fragen fand, haben mich zum Teil schockiert.

Wichtig hierbei ist: Ich habe gelernt, dass man die zweite Phase nicht erzwingen kann. Die ProSieben-Sendung Galileo hat vor einiger Zeit mit Bürger:innen aus Weida in Thüringen ein vierwöchiges Fleischlos-Experiment gestartet, weil das Bundesland damals den wohl höchsten Fleischkonsum pro Kopf hatte. Abgesehen von den Menschen, die sich am Experiment beteiligten und teilweise sogar weiterhin fleischlos blieben, gab es Protestierende, die überhaupt kein Einsehen für das Experiment zeigten und eine solche Horizonterweiterung von vornherein ablehnten.

Genau wie mein sechzehnjähriges Ich. Oft braucht es einen Impuls aus einer Richtung, die per se erst mal gar nichts mit Ernährung zu tun hat. Das möchte ich gern an meinem eigenen Beispiel erklären.

3500 KILOMETER IN NUR 46 TAGEN – VEGANE ULTRA-LÄUFER ALS MEIN TÜRÖFFNER

Ich habe in meinem Leben schon gefühlt alle Sportarten ausprobiert, die es gibt. In keiner war ich überdurchschnittlich gut oder talentiert, aber ich war und bin sehr ehrgeizig und scheue mich nicht, dafür zu ackern. Ebenso kann ich auf einen starken Willen zählen – meine Frau würde es vermutlich auch als Dickkopf bezeichnen. Aber nun, es kommt ja immer auf die Perspektive an, nicht wahr?

Durch meine Faszination für Sport werde ich emotional auch immer sehr schnell mitgerissen. Olympische Spiele? Schau ich mir alles an, und ohne, dass es mir bewusst ist, bin ich nach drei Minuten bereits vollkommen fasziniert von Tontaubenschießen, nur um mich ein paar Stunden später für Wasserturmspringen zu begeistern. Ich liebe einfach dieses Kräftemessen und das Über-sich-Hinauswachsen, was uns Menschen charakterisiert. Bei welcher Sportart ich neben Fußball immer kleben blieb, waren Läufe jeglicher Art. Am liebsten Marathon und Ironman, bei dem ja nach Schwimmen und Radfahren ebenfalls ein Marathon am Ende folgt. Mich fasziniert dabei vor allem, dass es natürlich von der körperlichen Verfassung abhängt, aber hier auch der Kopf eine ganz große Rolle spielt. Es sind schon Läufer kurz vor dem Ziel zusammengebrochen, weil sie es sahen und dieser Moment der Klarheit ausreichte, damit der Kopf realisieren konnte, dass dem Körper viel zu viel abverlangt wurde. So etwas finde ich faszinierend und verrückt gleichermaßen. Während ich das hier schreibe und meine eigene Begeisterung spüre, fällt mir auf, dass es eben solche Athlet:innen waren, die meiner veganen Ernährung den Weg geebnet haben. Weil sie sich vegan ernährten UND dennoch krasse Leistungen brachten. Wie sollte das gehen? Es wollte nicht in meinen Kopf, dass man ohne den Verzehr von Tieren so performen konnte. Die Ablehnung wich ... richtig: dem Interesse.

Ich möchte mit dir die Geschichten hinter den Personen teilen, die mein Interesse durch ihre unglaublichen Leistungen weckten. Vielleicht entfacht dies auch in dir die Flamme der Veränderung. Oder eben nicht. Das macht nichts. Die Geschichten sind so oder so filmreif! Hol dir ein kühles Getränk und Popcorn (was oftmals übrigens auch vegan ist, sofern es kein Butter-Popcorn ist).

RICH ROLL UND SCOTT JUREK

Rich Roll klingt nach einem Künstlernamen, aber der US-Amerikaner, Jahrgang 1966, heißt tatsächlich so. Er war mit dreißig alkoholabhängig und übergewichtig. 2009 wurde er vom Men's Fitness Magazine zu einem der 25 fittesten Männer der Welt gekürt. Mittlerweile ist er sechsundfünfzig, und wenn ich in dem Alter so aussehe wie er, dann habe ich sehr viel richtig gemacht. Was macht ihn besonders?
2010 stellte er sich gemeinsam mit seinem Freund Jason Lester einer besonderen Herausforderung auf Hawaii, die sie EPIC5 nannten. Im Klartext bedeutete das, dass man in fünf Tagen auf allen hawaiianischen Inseln fünf volle Ironman absolvieren muss. Ein Ironman bedeutet: 3,8 Kilometer schwimmen, 180 Kilometer Rad fahren und zum Ende 42,195 Kilometer laufen. Und das, wie gesagt, fünfmal hintereinander inklusive Reisen auf

die anderen Inseln. Die beiden schafften die fünf Ironman, zwar an sieben statt fünf Tagen, aber sie haben es geschafft. Was noch verrückter ist: Jason Lester fehlt ein Arm. Ich für meinen Teil kann selbst mit beiden nicht so unfassbar gut schwimmen. Aber sie haben es geschafft. Rich Roll selbst nahm auch noch an anderen extremeren Herausforderungen teil und sein Buch „Finding Ultra" kann ich nur empfehlen. Er ist definitiv für mich ein Vorbild und – wie schon angedeutet – einer der Gründe, warum ich mich als ebenfalls laufbegeisterter Mensch für vegane Ernährung interessierte.

Noch so ein verrückter Sportler ist **Scott Jurek**, ebenfalls aus den USA. Er konzentriert sich voll aufs Laufen und hat zweimal (2005 und 2006) mit dem Badwater Ultramarathon den härtesten Lauf der Welt gewonnen. Knackige 217 Kilometer unter anderem durchs Death Valley, bei Temperaturen von bis zu 54 Grad Celsius. Er hat auch sechs Jahre in Folge den Western States 100 gewonnen, ein 161-Kilometer-Rennen quer durch die Natur. Was ich hier neben der sportlichen Leistung sehr spannend fand: In seinem Buch „Eat & Run" schreibt er darüber, wieso die vegane Ernährung für ihn funktioniert. Der Grund: Seine Nahrung ist frisch und er kocht so wenig verarbeitet wie nötig. Es ist somit eine sehr achtsame Ernährung, die mich wirklich zur Veränderung motivierte.

ÜBRIGENS, FALLS LAUFEN NICHT SO DEIN DING IST:

Mittlerweile gibt es in den meisten Sportarten Profis, die sich vegan ernähren, wie beispielsweise Lewis Hamilton. Der mehrfache Formel-1-Weltmeister ist seit Jahren bekennender Veganer und besitzt in England sogar mehrere vegane Restaurants. Oder Nimai Delgado ist ein veganer Profi-Bodybuilder und der erste vegane Mann, der es tatsächlich auf das Cover der Muscle & Fitness geschafft hat. Und falls du dich an sportlichen Persönlichkeiten nicht orientieren möchtest – auch kein Problem. Es gibt auch fernab des Sports berühmte Veganer:innen. Allen voran Sängerin Billie Eilish, Musiker Moby, die Schauspieler Joaquin Phoenix und Evanna Lynch, Sängerin Lizzo und, und, und.

Wie du siehst: „Wir" werden immer mehr und deshalb bin ich mir ziemlich sicher, dass es auch in deinem Umfeld Menschen gibt, die sich teilweise oder komplett vegan ernähren und die dafür sorgen können, dass dein Interesse für die rein pflanzliche Ernährung ein neues Level erreicht. Wenn nicht: Dann hast du jetzt zumindest neues Spezialwissen, falls du mal bei „Wer wird Millionär?" oder einer anderen Quizshow landest.

Ich für meinen Teil kann nur sagen: Rich Roll und Scott Jurek motivierten mich nicht nur zu einer Ernährungsumstellung, sondern ich bin direkt auch in sechs Monaten drei Marathons gelaufen. Nicht schnell, aber bis zum Ende. Darauf bin ich mehr als stolz, und während ich das Buch hier schreibe, befinde ich mich nach Ewigkeiten der Pause wieder im Training für den nächsten (Halb-)Marathon.

ABER REICHT DENN VEGETARISCH NICHT?

Als Fleischesser schien mir der komplette Verzicht auf tierische Produkte zunächst zu krass und die vegetarische Ernährung daher viel attraktiver.

Hier lässt man nur Fisch und Fleisch weg. Käse, Milch und Eier gehen aber voll klar. Fisch mochte ich persönlich bis auf Fischstäbchen eh nie und Fleisch ... da war es eher die Panade, die mich reizte, blutige Steaks verstehe ich bis heute nicht. Aber hey, no judgement an der Stelle, meine Schnitzel bei „Oma Kleinmanns" in Köln konnten nie groß genug sein.

Vegetarisch war damals für mich so etwas wie ein Herantasten und tatsächlich sind 75 % der Veganer:innen erst vegetarisch, bevor sie den Tieren kulinarisch komplett entsagen. Man könnte es auch als vegan light bezeichnen. Reicht das nicht? Meine Schwestern waren oder sind das schließlich auch seit meiner Jugend und sie sind fit und vital.

Ein guter Ansatzpunkt war dabei die Definition von Veganismus von der Vegan Society. Diese definiert den Begriff seit 1988 wie folgt:
„Veganismus ist eine Philosophie und Lebensart, die, so weit wie möglich und praktisch durchführbar, alle Formen der Ausbeutung und Grausamkeiten an Tieren für Essen, Kleidung oder andere Zwecke zu vermeiden sucht und darüber hinaus die Entwicklung tierfreier Alternativen zum Vorteil von Tieren, Menschen und Umwelt fördert. In der Ernährung bedeutet dies den Verzicht auf alle ganz oder zu Teilen vom Tier gewonnenen Produkte."

Okay, so weit klar. Für Fleisch muss ein Tier sterben. Aber für Milch, Eier und Co.? Ich fragte mich, inwiefern die Tiere dafür ausgebeutet werden? Ich begann tiefer zu recherchieren. Diese Ergebnisse schockierten mich dahingehend, dass ich meine komplette Wahrnehmung hinterfragte – dabei auch Dinge, die mir seit der Kindheit eingetrichtert wurden.

DIE SACHE MIT DER MILCH

Nehmen wir die Milch. Sie stammt in erster Linie von Kühen. Wenn wir der Werbung glauben, dann sind Kühe mehr als dankbar, wenn wir als Menschen ihnen die lästige Milch abnehmen. Manche Marke malt ihre Kühe sogar lila an, andere zeigen glückliche Tiere, die mit ganz viel Platz auf der Weide herumschlendern und das Leben in vollen Zügen genießen. Was ich dabei vollkommen ausblendete: Damit eine Kuh Milch gibt, muss sie ja schwanger gewesen sein und ein Kälbchen bekommen haben. Die tauchen wiederum in den Werbungen nicht auf. Komisch, oder? Die Wahrheit stimmte mich maximal traurig und offenbarte mir auch, warum eine vegetarische Ernährung für mich nicht die Endhaltestelle sein kann.

Um es kurz zu machen: In der Massentierhaltung werden Kühe künstlich geschwängert. Nach der Geburt wird ihnen ihr Kalb innerhalb von fünf Tagen weggenommen und die Milch, die dem Kalb zustehen würde, wird abgezapft und an uns Menschen verkauft. Das Kalb wird, sofern es weiblich ist, aufgezogen und muss ebenfalls ein Leben als Milchkuh fristen. Ist es männlich, wird es nach kurzer Zeit geschlachtet und landet als Spieß in so einer Dönerbude, in der ich damals mit meinem veganen Bekannten war, dessen fleischlose Bestellung mir ein schlechtes Gewissen bereitete.

Doch die Sache mit den Kühen ist noch trauriger. Und sorry not sorry für den Stimmungskiller an der Stelle. Es sind alles Fakten, die mich maximal schockiert haben und es immer noch tun! Gab eine Milchkuh im Jahr 1950 etwa 6,4 Liter Milch am Tag, waren es im Jahr 2019 22,6 Liter, also fast viermal so viel. Der Grund? Wir Menschen haben über Generationen hinweg immer zielgerichteter gezüchtet. So manche deutschen Kuhrassen geben sage und schreibe 30 Liter pro Tag. Die Folgen sind dramatisch: Die hohe Milchleistung macht die Kühe anfälliger für Erkrankungen wie Lahmheiten, Euter-Entzündungen und Fruchtbarkeits-Störungen. Da sich eine tierärztliche Behandlung der Tiere angesichts der niedrigen Milchpreise oft nicht lohnt, werden viele Kühe stattdessen zum Schlachten aussortiert, sodass die durchschnittliche Lebenserwartung nur noch bei vier bis fünf Jahren liegt. Fernab der Industrie könnten sie bis zu fünfundzwanzig Jahre und damit fünfmal so alt werden.

Diese Fakten ließen mich erschaudern. Sie passen überhaupt nicht zu den kunterbunten und glücklichen Werbeplakaten der Schokoladen- und Milchindustrie. Und sie drücken für mich nur eins aus: Grausamkeit, die von der Industrie bewusst vor uns vertuscht wird. Bei einem meiner Einkäufe sah ich zu Sticks geformten Käse, auf dessen Verpackung ein Tiger und ein Hai waren. Wunderschön bunt gestaltet, würde dies vermutlich die Aufmerksamkeit meines Sohnes auf sich ziehen. Aber wie krass weit entfernt von der Realität sind ein Tiger und ein Hai von den Kühen, von denen die Milch eigentlich stammt? Einfach nur verrückt.

Aber weißt du, was noch verrückter ist? Stell dir mal vor, du gehst in ein Café. Du bestellst dort einen Caffè Latte, trinkst ihn und denkst dir: Mhm, schmeckt anders als mit Kuhmilch. Du fragst nach der Milchsorte in deinem Kaffee und bekommst zur Antwort: das Natürlichste, was wir Menschen trinken können. Menschliche Muttermilch!

Vielleicht tickst du wie ich, dann wirst du dir im ersten Moment erst mal denken: Bah, eklig. Was soll das denn? Keine Sorge, ich trinke immer noch Hafermilch. Aber ist es nicht ebenfalls verrückt, dass wir die Milch eines anderen Säugetiers bevorzugen, statt die Milch zu trinken, die eigentlich für uns Menschen vorgesehen ist? Genau solch ein Experiment hat das Wissenschaftsmagazin Quarks im Jahr 2020 in einem Café mit versteckten Kameras gestartet. Der Kundschaft wurde anstelle von Kuhmilch frisch abgepumpte Muttermilch zum Kaffee oder Cappuccino angeboten. Frisch bedeutete in dem Fall des Experiments, dass Mamas als Lockvögel in einer Kabine spontan Muttermilch abpumpten und die den Gästen angeboten wurde. Diese Milch wurde natürlich nicht direkt verwendet, sondern zuvor von einem Labor untersucht und zum Verzehr freigegeben. Die Reaktionen waren unterschiedlich. Die einen ekelten sich und lehnten sofort ab, andere gaben sich offener und probierten, wenn auch zögerlich.

Ich fand dieses Experiment, das du zum jetzigen Zeitpunkt immer noch online findest, sehr spannend. Denn es versinnbildlicht noch mal einen Fakt ganz klar: Wenn wir Kuhmilch trinken, trinken wir die Milch, die eigentlich für die Kälbchen bestimmt ist. Damit wir diese Milch bekommen, darf das Kälbchen sie nicht trinken. Eine traurige Wahrheit, die mir so intensiv bewusst gemacht wurde. Bevor wir die Kuh thematisch zur Seite schieben, lass mich hier noch fünf Dinge erwähnen, die ich zuvor nicht über Kühe wusste:

YouTube-Link zum Quarks-Experiment:

- Kühe haben beste Freunde. Rinder erkennen sich nicht nur gegenseitig, sondern haben auch Artgenossen, die sie bevorzugen und zu denen sie besonders liebevoll sind.

- Kühe kommunizieren über verschiedene Laute und Körperhaltungen, wie die Kopf- und Schwanzposition sowie über unterschiedliche Gesichtsausdrücke. Dabei spielen die Hörner eine wichtige Rolle.

- Kühe haben einen sehr guten Geruchssinn und können Gerüche aus einer Entfernung von bis zu zehn Kilometern wahrnehmen.

- Kühe sind schlau: Forscher:innen haben herausgefunden, dass Kühe nicht nur Probleme lösen können (z. B. drücken sie einen Hebel, um Wasser zu erhalten), sondern, dass sie die intellektuelle Herausforderung genau wie Menschen genießen und sich freuen, wenn sie eine Aufgabe gemeistert haben.

- Kühe „rufen" ihren Kälbchen nach. Verschiedenste Landwirt:innen, mit denen ich in Kontakt war, berichteten mir, dass Kühe oft ihren Kälbern nachbrüllen, wenn sie von ihnen getrennt werden. Hier ist es wie bei uns Menschen: Kühe wollen sich, wie wir auch, um ihre Babys kümmern und diese Gefühlswelt kann ich – nachdem 2020 unser Sohn auf die Welt kam – zu 100 % nachempfinden.

Das sei zur (Kuh-)Milch erwähnt, die sich natürlich auch in Käse, Schokolade, Gebäck und anderen leckeren Dingen befindet. Doch wie sieht es mit anderen tierischen Produkten aus, die von uns Menschen auch in der vegetarischen Ernährung verzehrt werden?

DIE SACHE MIT DEN EIERN

Richten wir unseren Blick auf Eier. Auch hier hat die Massentierhaltungsindustrie ganze Arbeit geleistet und wie bei den Kühen alles auf maximalen Ertrag ausgerichtet – zum Leidwesen der Hühner. Die natürlichen Urvorfahren der heutigen „Legehennen" legten ungefähr sechs Eier im Jahr und diese dienten der Fortpflanzung. Das Ei ist übrigens vergleichbar mit der Periode einer Frau, was mir auch lange nicht bewusst war. Über die Jahre haben wir Menschen der Natur nachgeholfen und die Legeleistung gegen jede Ethik verfünfzigfacht, sodass eine Henne in einem Jahr bis zu 300 Eier legt. Dieser fatale Dauerstress sorgt dafür, dass die Henne nach einem Jahr nicht mehr wirtschaftlich ist und somit meistens nach eineinhalb Jahren geschlachtet wird. Urhühner hingegen haben eine Lebenserwartung von bis zu zehn Jahren. Somit haben wir Menschen nicht nur dafür gesorgt, dass Hühner ein deutlich verkürztes Leben haben, sondern in der kurzen Lebensspanne auch noch richtig viel Scheiße erdulden müssen.

Puh. Einfach nur Puh.

Als ich begann, mich mit der Thematik zu beschäftigten, dachte ich mir: „Hey, einfach Eier der besten Haltungsform und damit Bio-Eier kaufen, dann geht es den Tieren doch gut!“. Nicht wirklich. Sie dürfen zwar raus und man versucht, ihnen das Leben mit Ausgang bei Wind und Wetter und anderen Goodies zu verbessern. Aber am Ende werden auch hier die Hennen geschlachtet, wenn sie keine Leistung mehr bringen und damit steht auch hier das Leid zum Schluss, was ich ja unbedingt vermeiden möchte. In den Tod wird kein Tier gestreichelt und warum sollte man ein gutes Leben gegen den Willen des Huhns beenden?

Noch mal ein großes Puh auf diese Erkenntnis, oder?

Eine Frage, die mir, seit ich vegan bin, immer wieder gestellt wird, lautet: Würdest du Eier von eigenen Hühnern essen? Nun, die Antwort liefert mir meine Überzeugung: nein, das würde ich nicht. Aber ich bin der Meinung, dass man Eier von eigenen Hühnern – sofern sie wild im Garten leben, ihrer Natur entsprechend gehalten, nicht misshandelt oder gar geschlachtet werden – durchaus verzehren kann. ABER das ist gefühlt in 99 % der Fälle eben nicht gegeben. Wenn meine Frau Nadine und ich Hühner hinter dem Haus hätten und die Eier legten, würde ich sie dennoch nicht essen, sondern vermutlich an unsere beiden ehemaligen Laborschweinchen verfüttern. Oder an unsere Hündin. Oder sie an Freund:innen und Verwandte verschenken, die nicht vegan sind. Du siehst, wie komplex das Thema am Ende doch ist und dass neben schwarz und weiß in meiner Wahrnehmung sehr viele Zwischentöne existieren.

Genau wie bei den Kühen möchte ich dir auch noch ein paar tolle Fakten zu Hühnern liefern, die mir selbst lange nicht bekannt waren:

- Hühner leben in einer komplexen Sozialstruktur, die sich „Hackordnung“ nennt. Jedes Huhn kennt seinen Platz in der Gemeinschaft und zeigt ein ausgeprägtes Sozialverhalten.

- Hühner können mehr als hundert Artgenossen erkennen und sich an sie erinnern. Und sie schließen Freundschaften mit anderen Hühnern.

- Hühner können Farben sehen und sind nicht farbenblind.

- Hühner träumen im Schlaf und durchleben, wie wir Menschen, sogenannte REM-Phasen.

- Eine Studie über Mutterhennen und ihre Küken hat ergeben, dass Hennen zu Empathie fähig sind. Das Experiment untersuchte, wie Mutterhennen auf einen leicht unangenehmen Luftstoß reagieren – zum einen in ihrem eigenen Käfig, zum anderen im Käfig ihrer Küken und zur Kontrolle außerhalb beider Käfige. Es zeigte sich, dass die Hennen auf den Luftstoß in ihrem eigenen Käfig keine Reaktion zeigten. Als jedoch ihre Küken durch den Luftstoß aufgescheucht wurden, deuteten Symptome wie erhöhte Herzfrequenz, niedrigere Augen- und Kammtemperatur sowie Verhaltensänderungen auf emotionalen Stress der Mutterhennen hin.

- Hühner haben ein Ich-Bewusstsein und sind zu rationalen Entscheidungen fähig. Sie sind etwa bereit, länger auf Nahrung zu warten und dafür mehr zu erhalten, statt direkt mit dem Essen zu beginnen.

DIE SACHE MIT DEM HONIG

Okay, Milchprodukte und Eier hatte ich ganz schnell ganz oben auf meiner Streichliste stehen, um tierische Qualen möglichst zu beenden. Aber was ist mit Honig? Ich fragte mich, wieso Veganer:innen auf Honig verzichten. Schließlich – so war meine Wahrnehmung – produzieren Bienen diesen reichlich und im Übermaß. Was soll schon verwerflich daran sein, Honig zu kaufen? Du ahnst es bereits: Auch dieses Thema ist vielschichtiger, als zunächst von mir vermutet. Meine romantische Vorstellung der Imkerei wurde schnell zerstört. Wie bei Kühen und Hühnern gibt es selbst in der Honigproduktion eine Massentierindustrie – vor allem im Ausland –, die niemand von uns auf den Menschen skaliert durchleben wollen würde. Um das natürliche Schwärmen zu verhindern, werden die Bienenstöcke oftmals manipuliert, indem etwa die Flügel der Bienenköniginnen gestutzt werden – somit sind die Königinnen samt Schwarm an das vom Menschen bereitgestellte „Zuhause“ gebunden. Gerade im Ausland gibt es riesige „Honigfarmen“, die mit der Massenzucht in anderen Tierhaltungsbereichen gleichzusetzen sind. Da die Honigproduktion profitabel sein muss, ist der Umgang beim Einsammeln des Honigs oft unachtsam. Bienen werden zerquetscht, ihre Flügel beschädigt oder gar ihre Beine abgetrennt. Obwohl eine Bienenkönigin bis zu sechs Lebensjahre erreichen kann, wird sie häufig bereits nach einem Jahr getötet und durch eine jüngere, produktivere Nachfolgerin ersetzt.

Zudem produzieren Bienen ihren Honig nicht aus Spaß oder gar für uns Menschen: Honig dient den Bienen als Nahrungsmittel, vor allem, um in den kalten Wintermonaten zu überleben. Auch fungiert er als Schutz vor einem möglichen Befall durch verschiedene Milbenarten und anderen Krankheiten, die unter anderem für das Bienensterben verantwortlich sind.

Wie in der Hühnerhaltung gibt es liebevolle Imker:innen, die ihrer Arbeit mit viel Achtsamkeit nachgehen und alles für ihre Bienenvölker tun. Ich möchte gar nicht alle in einen Topf werfen. Dennoch stellt das Wegnehmen des Honigs, den die Bienen eigentlich für sich benötigen, eine Ausbeutung dar, was wiederum gegen die vegane Philosophie spricht.
Spätestens beim Thema Honig wurde mir klar, dass es bei jedem tierischen „Produkt" in irgendeiner Form zur Ausbeutung von und Grausamkeiten an Tieren durch den Menschen kommt. Sowohl aus Profitgier, als auch, weil es gesellschaftlich als „normal" eingestuft wird. Dies ist einer der Gründe, warum ich meine Ernährung auf eine rein pflanzliche umgestellt habe. Der ausschlaggebende Punkt war ein ganz bestimmtes Erlebnis.

DIE SACHE MIT DEN SCHWEINEN

Ich bin ja mehr oder minder auf einem kleinen Bauernhof groß geworden. Meine Familie besteht nicht aus Landwirt:innen, meine Eltern hatten und haben einfach Freude am Umgang mit Tieren. Sie besitzen ein Haus auf dem Land, in einer Gegend, in der gefühlt mehr Kühe und Schafe als Menschen leben. Neben Hunden und Katzen halten meine Eltern bis heute auch Pferde – Grüße gehen raus an meine große Schwester –, und meine Mutter hat sich sogar eine kleine Hühner-Schar zugelegt. Als ich noch ein kleiner Junge war, gab es dort ein Hängebauchschwein namens Gänseblümchen. Ich weiß nicht mehr genau, wie sie überhaupt den Weg zu uns gefunden hat. Gänseblümchen hatte jedenfalls das allerbeste Schweineleben, das du dir ausmalen kannst. Direkt ans Haus grenzte ihr Stall, sie durfte tagsüber auch ins Haus kommen und entspannte dort nicht nur auf den Decken der Hunde, sondern auch oft unter unserem Küchentisch.

Dass Gänseblümchen praktisch wie ein Familienmitglied behandelt wurde, führte oft zu diversen skurrilen Situationen. An eine erinnere ich mich besonders gern zurück: Die Assistentin meines Vaters in seiner damaligen Baufirma war bei uns zu Besuch und saß am Küchentisch, um mit meiner Mutter eine Tasse Kaffee zu trinken. Plötzlich schrak sie hoch und fing an zu schreien. Nun, es hatte sie wohl niemand vorgewarnt, dass Gänseblümchen sich zum Schlafen unter den Tisch gelegt hatte, und als die Assistentin sich streckte und mit den Füßen aus Versehen unser Hängebauchschwein trat, grunzte es sehr laut und empört. Sehr zum Schrecken unseres Gastes. Wer rechnet denn schon mit einem grunzenden, borstigen Etwas zu seinen Füßen? Ich schreibe diese Zeilen hier gerade mit einem fetten Lächeln im Gesicht, weil die ganze Situation so urkomisch war.

Umso seltsamer fühlt es sich heute an, dass ich Gänseblümchen über alles geliebt und sie täglich durchgekrault und gekuschelt habe und dennoch nie NEIN zu einem leckeren Schweineschnitzel gesagt hätte.

Da ist sie wieder, die kognitive Dissonanz aus dem Meat-Paradox. So wie mir geht es aber sehr vielen in Deutschland, um es mal auf unser Land einzugrenzen. Schweinefleisch ist nach wie vor die wichtigste Fleischart. Von 1999 bis 2020 ist der Pro-Kopf-Verbrauch zwar von 54,9 auf 45 Kilogramm gesunken, aber die Schlachtmenge ist in den letzten zwanzig Jahren von rund 4,1 Mio. auf rund 5,6 Mio. Tonnen im Jahr 2016 stetig angestiegen.

Es hat definitiv seine Gründe, warum es die „arme Sau“ heißt, denn auch Schweine durchleben in der Massentierhaltung die Hölle. Ich möchte mich an den Tenor des Buches halten und nicht übertrieben schocken, aber das hier ist die Realität für weibliche Schweine: Eine „Zuchtsau“ dient der Tierindustrie zu einem einzigen Zweck. Sie soll möglichst viele Ferkel für die Fleischproduktion gebären. Das geschieht mithilfe künstlicher Besamung, für die das weibliche Schwein in einen sogenannten Kastenstand gesperrt wird, in dem es nicht einmal ausreichend Platz hat, um sich umzudrehen. Bis zu vier Wochen nach der Besamung bleibt die Muttersau in diesem engen Gitterverschlag eingesperrt.
Die Ferkel werden – wie die Kälber der Kühe – nach der Geburt möglichst schnell von der Muttersau getrennt und die Prozedur wiederholt sich für das arme Tier. Wird eine Sau nicht mehr schwanger, bringt sie zu wenige Ferkel auf die Welt oder erkrankt, wird sie zum Schlachter transportiert. Dieses System basiert rein auf Wirtschaftlichkeit. Nach etwa drei bis vier Jahren hat das Tier ausgedient und wandert zum Schlachter, dabei hat ein Hausschwein eine Lebenserwartung von fünfzehn bis zwanzig Jahren.

Ich glaube, es waren die Erinnerungen und Erfahrungen mit Gänseblümchen, die ihre Spuren in meinem Herzen hinterlassen und bei mir für den entscheidenden Schritt zur pflanzlichen Ernährung gesorgt haben. Nach der langen Zeit der Ablehnung befand ich mich ja bereits in Phase 2 – Interesse – und war deshalb auch offen für Dokumentationen über Massentierhaltung. Natürlich nicht die ganz schlimmen, sondern die eher harmloseren, die tagsüber so im Fernsehen laufen. In einer der Dokus, die ich mit meiner Frau Nadine ansah, ging es um Schweine, deren Haltung und Schlachtung. Man sah, wie sie durch einen Tunnel zu ihrem persönlichen Ende getrieben wurden. Die Worte des Sprechers haben sich bei mir fest eingebrannt und für die finale Veränderung meiner Einstellung gesorgt:

„Auf ihrem letzten Gang empfinden die Schweine Angst."

Boom! Das ist es!

In einem Film hätte man für diese dramatische Szene einen Zoom-Effekt genutzt, sodass das Entsetzen in meinen Gesichtszügen erkennbar gewesen wäre. In mir klangen die Worte nach und es war ein bisschen so, als ob eine Lampe in meinem Kopf anging, von der ich gar nicht wusste, dass sie existiert. In dem Moment kam mir die Erkenntnis:

Ich möchte das nicht mehr.
Ich möchte nicht, dass ein anderes Lebewesen für mich Angst empfindet, damit ich drei Minuten Genuss auf dem Teller habe. Ich weiß noch, wie Nadine und ich schwer atmeten, uns anschauten und ziemlich gleichzeitig sagten: „Das war's. Lass uns vegan werden."

Rückblickend ist es ziemlich krass, wie selbstverständlich ich damals unser Hausschwein Gänseblümchen gekuschelt habe und dennoch weiter Fleisch essen konnte. Schweine sind so großartige Lebewesen voller Liebe, Humor

und Intelligenz. Dennoch haben wir sie hier in Deutschland zum Schlachttier Nummer eins erkoren.
Bedingt durch meine Faszination für Schweine und die tollen Erinnerungen an meine Kindheit war ich damals ganz aufgeregt, als mir auf Facebook ein Beitrag weitergeleitet wurde, dass ein paar Mini-Schweine ein neues Zuhause suchten. Die Schweine waren in einem Labor auf die Welt gekommen und für Kosmetiktests missbraucht worden. Zum Glück gibt es Menschen wie Silke vom Verein Schweinefreunde e.V., die unermüdlich solche Schweine rettet, indem sie die Tiere zu sich auf den Hof holt, um sie später zu vermitteln. In mir keimte sofort der Wunsch auf, zwei der Schweine bei uns aufzunehmen. Und mit „bei uns" meine ich natürlich nicht die Wohnung, sondern den großen Garten, der zu dem Mietshaus gehört, in dem wir aktuell wohnen. Zum Glück musste ich meine Frau nicht lange überreden, bis sie einwilligte, sich mit mir die Schweine anzusehen. Wir fuhren also eines Tages auf den Hof von Silke in die Nähe von Kaiserslautern und lernten dort die zu vermittelnden Schweine kennen, die sich sofort in mein Herz grunzten. Zu Hause angekommen überzeugte ich die Vermieter und die Nachbar:innen von unserem Vorhaben und wenige Wochen später zogen Lotte und Greta in unseren Garten ein. Die beiden haben sogar einen eigenen Instagram-Account (@grunzbertas) und über 14 000 Menschen folgen ihnen. Wir wollen auf diesem Weg über Schweine aufklären und zeigen, was sie für unfassbar schlaue Mäuse sind.

Sie stehen unserer Hündin Emma in Sachen Intelligenz in nichts nach, im Gegenteil: Sie sind schlauer und echte Ausbrecherschweine. Silke von den Schweinefreunden hatte uns etwa vorgewarnt, dass ein vermeintlich aus-

bruchsicherer Zaun keine Garantie ist, sondern die Schweine selbst kleinste Schlupflöcher zum Ausbüxen finden würden – damals sind ihnen als erstes die Kürbisse von Nadine zum Opfer gefallen, die sich die beiden Schweinedamen am Tag ihrer Übeltat genüsslich gegönnt haben.
Aber wir lernen ja schließlich alle dazu und worauf ich mich freuen darf: Wir bauen aktuell ein Haus, zu dem ein großes Grundstück gehört. Da werden Lotte und Greta ihr finales Zuhause bekommen, mit großer Hütte und einem richtig schönen, großen Auslauf. Bedingt durch die Laborversuche ist nicht ganz klar, wie alt sie werden können, aber ich hoffe sehr, dass mein Sohn ähnlich früh in seinem Leben zum Schweinekuscheln kommt wie ich damals. Falls du die Schweineangelegenheit für zu übertrieben hältst, habe ich nachfolgend ein paar spannende Fakten für dich:

- Schweine haben ein gutes Gedächtnis. Suzanne Held von der University of Bristol fand durch ihre Forschung heraus, dass Schweine sich sehr gut daran erinnern können, wo ihre Nahrung gelagert wird. Wenn sie die Wahl hatten, gingen sie dorthin, wo es die meisten Leckerlis gab.

- Schweine kommunizieren. Mehr als zwanzig ihrer Oinks, Grunzlaute und Quieker konnten verschiedenen Situationen zugeordnet werden. Neugeborene Ferkel lernen, auf die Stimmen ihrer Mütter zuzugehen, und Mutterschweine singen während der Stillzeit für ihre Jungen.

- Schweine können sich gegenseitig austricksen. So folgen sie gerne ihren Artgenossen, wenn die auf der Suche nach Nahrung sind, und schnappen sie ihnen dann vor der Nase weg. Diejenigen, die überlistet werden, lernen jedoch, ihr Verhalten zu ändern, damit sie nicht mehr so häufig das Nachsehen haben.

- Schweine benutzen Werkzeuge. So entdeckte die Ökologin Meredith Root-Bernstein während ihrer Beobachtungen einer Schweinefamilie, wie eines der Tiere ein Stück Rinde mit der Schnauze aufnahm und damit zu graben begann. Es war offensichtlich, dass das Schwein die Rinde als Werkzeug einsetzte, um sein Nest auszubauen.

- Schweine mögen es sauber. Wenn Schweine genügend Platz zur Verfügung haben, sind die Tiere sehr darauf bedacht, sich nicht dort zu entleeren, wo sie schlafen oder essen. Ähnlich wie wir Menschen teilen sie ihr Zuhause normalerweise in Funktionsbereiche auf und haben zum Beispiel eine Ecke, die sie als Toilette nutzen.

VEGAN IST EINE MANGELERNÄHRUNG. ABER PASST SCHON.

Die Entscheidung stand fest. Wir werden vegan und das Ganze fühlte sich auch gut an. Bevor wir aber in die dritte Phase – die Euphorie – kamen, gab es bei uns noch ein paar Fragezeichen im Kopf. Schließlich hört man ja allerlei Sachen, was an veganer Ernährung alles nicht richtig sei und dass es Mangelerscheinungen fördere. Und je mehr ich googelte, desto schlimmer wurden die Prognosen. Heute weiß ich es natürlich besser, und wie du unschwer an dem Buch in deinen Händen hier erkennen kannst, bin ich weder an einem B12-Mangel noch zu wenig Proteinen gestorben. Außerdem sind mir keine Brüste von zu viel Soja gewachsen, und bezüglich etwaiger Chemie: Erstens ist gefühlt alles in unserem Leben hier Chemie und zweitens ist nichts unnatürlicher als Bärchenwurst. Gerne möchte ich an der Stelle auf die Vorurteile oder Sorgen eingehen, die ich zu dem Zeitpunkt damals hatte, inklusive wissenschaftlicher Auflösung der Thematik.

Moment mal! Vegan IST eine Mangelernährung!

Das stimmt, ABER warte ab. Ich habe mir hier vorgenommen, nicht zu tief in die Materie zu gehen. Das können großartige Ernährungswissenschaftler:innen viel besser, wie mein guter Freund Niko Rittenau, der zusammen mit tollen anderen Veganer:innen einen Gastbeitrag zu diesem Buch geleistet hat. Dennoch möchte ich kurz auf das Thema etwas näher eingehen, da es mich damals – als jemand, der keine Ahnung von Ernährung hatte – echt beschäftigt hat.

In Sachen Ernährungsempfehlungen gibt in Deutschland die Deutsche Gesellschaft für Ernährung e.V. (DGE) den Ton an. In einem 2016 veröffentlichten Positionspapier heißt es in der Zusammenfassung:

„Bei einer rein pflanzlichen Ernährung ist eine ausreichende Versorgung mit einigen Nährstoffen nicht oder nur schwer möglich. Der kritischste Nährstoff ist Vitamin B12. Zu den potenziell kritischen Nährstoffen bei veganer Ernährung gehören außerdem Proteine und unentbehrliche Aminosäuren und langkettige Omega-3-Fettsäuren sowie weitere Vitamine (Riboflavin, Vitamin D) und Mineralstoffe (Kalzium, Eisen, Jod, Zink, Selen).

Für Schwangere, Stillende, Säuglinge, Kinder und Jugendliche wird eine vegane Ernährung von der DGE nicht empfohlen."

Das klang für mich damals schon nach: Okay, ich lass die Tiere Tiere sein, aber wenn ich sie nicht mehr esse, dann kann ich bald nie wieder was essen. Das Problem liegt in der Irreführung der kurzen Zusammenfassung, die in meinen Augen unglücklich formuliert wurde. Denn in Gänze liest sich das alles schon anders.

So schreiben die DGE-Autor:innen: Es „[...] kann angenommen werden, dass eine pflanzenbetonte Ernährungsform (mit oder ohne geringen Fleischanteil) gegenüber der derzeitig in Deutschland üblichen Ernährung mit einer Risikosenkung für ernährungsmitbedingte Krankheiten verbunden ist."
Aha, also doch nicht so schlimm?
Außerdem ergänzen sie: „[...] durch eine gezielte Lebensmittelauswahl und gute Planung ist es möglich, eine vegane Kost zusammenzustellen, bei der kein Nährstoffmangel auftritt."

Noch mal aha!
Die Autor:innen schreiben, dass jede Ernährungsweise, die essenzielle Nährstoffe und Energie nicht bedarfsgerecht zuführt, ungünstig auf die Gesundheit wirken kann und empfehlen daher Anhänger:innen jeder Ernährungsform, auf eine gut geplante Ernährung zu achten.
Genauer definiert die DGE drei wichtige Punkte, die erfüllt werden müssen, damit vegan gesund ist, und zwar:

- die dauerhafte Einnahme eines Vitamin-B12-Präparats sowie eine regelmäßige Kontrolle der B12-Werte;

- eine gezielte Zufuhr nährstoffdichter und gegebenenfalls angereicherter Lebensmittel zur Vorbeugung von Mängeln an kritischen Nährstoffen;

- eine gezielte Ernährungsberatung durch eine Fachkraft, um ein Grundverständnis über die eigene Ernährung zu erlangen.

Ein drittes Aha!
Punkt 2 bedeutet ja letztendlich „nur", dass ich mich „richtig" und damit ausgewogen ernähren soll und Punkt 3 soll mir dabei helfen, das Thema Ernährung zu verstehen. Denn sind wir mal ehrlich: Wir lernen weder in der Schule noch sonst wo im Leben etwas darüber. Unsere Herkunftsfamilie gibt uns in der Regel vor, was wir essen und welche Lebensmittel wir als „richtig" und welche als „ungesund" ansehen.

Bleibt noch dieses verdammte B12, für das sich die Menschen erst zu interessieren scheinen, wenn man erzählt, dass man sich vegan ernährt. Bis zu diesem Zeitpunkt hatte ich mich noch NIE damit beschäftigt und rate mal: Auch Nicht-Veganer:innen können einen Mangel mit schweren Folgen entwickeln, denn Vitamin B12 ist für unseren Körper ein essenzieller Nährstoff. Es ist unter anderem an der Zellteilung, Blutbildung und verschiedenen Stoffwechselprozessen im Körper beteiligt. Gebildet wird es ausschließlich von Mikroorganismen.

Die Hauptquelle stellen tierische Lebensmittel dar, – ABER – jetzt kommt es: Vielen Futtermitteln für Nutztiere wird künstlich Vitamin B12 zugesetzt, damit es auf diesem Wege wieder in unseren Organismus gelangt. In geringen Mengen ist das Vitamin zwar auch in pflanzlichen Lebensmitteln wie Algen und Sauerkraut enthalten, jedoch kann der Bedarf durch eine ausschließlich pflanzliche Ernährung nicht ausreichend gedeckt werden. Daher ist es tatsächlich für alle, die sich vegan oder vegetarisch ernähren sowie alles essende Menschen ab fünfzig (ja, das gilt auch für Bärchenwurst-Liebhaber:innen!) wichtig, mit der Einnahme des Vitamins rechtzeitig zu beginnen. So ein Mangel macht sich nämlich erst nach einiger Zeit bemerkbar, da der Körper über einen großen B12-Speicher verfügt. Die gängigsten Mangelerscheinungen sind Müdigkeit und körperliche Erschöpfung. Ein Mangel kann aber auch psychische und neurologische Auffälligkeiten sowie Störungen in der Blutbildung verursachen.

Halten wir fest: B12 ist neben „richtiger" Ernährung, die die anderen kritischen Nährstoffe deckt, essenziell. Ich habe mir deshalb einfach ein Nahrungsergänzungsmittel besorgt und nehme in regelmäßigen Abständen eine Kapsel. That's it! Und ich finde es so sogar effizienter, als wenn ich das Fleisch eines Schweins esse, dessen Nahrung selbst mit B12 angereichert wurde. Ich kann so einfach den Vermittler – das arme Schwein – weglassen.

ABER DAS IST DOCH NICHT NATÜRLICH!

Die Sache mit der Kapsel bringt uns zu dem weiteren Vorurteil, dass eine vegane Ernährung nicht natürlich sei. Aber was ist schon „natürlich" in unserer heutigen Welt? Smartphones? E-Autos? Flugzeuge? Medikamente? Eher nicht. Das ist auch nicht alles verwerflich, denn nur durch die Tatsache, dass wir Menschen einfach den Drang haben, uns immer mehr weiterzuentwickeln, konnten wir überhaupt den heutigen Fortschritt erreichen. Doch dass Lebewesen in der Massentierhaltung über ihr Futter künstliche Nährstoffe zugesetzt werden, weil sie sie sonst ebenfalls nicht aufnehmen könnten, scheint – anders als die Nahrungsergänzung bei veganer Ernährung – eher auf allgemeine Akzeptanz zu stoßen.

Gleiches gilt u. a. auch für Omega-3-Fettsäuren. Wir Menschen essen Fisch, um Omega-3-Fettsäuren aufzunehmen. Woher hat der Fisch sie? Durch die Algen, die er frisst. Mittlerweile gibt es Kapseln, die wiederum Omega-3-Fettsäuren aus Algen enthalten. Zack, einfach eine Kapsel zu sich nehmen und die Fische können bis ans natürliche Ende ihrer Zeit in Ruhe genüsslich Algen fressen.

Ich fand für mich heraus: Unnatürlich heißt nicht automatisch schlecht, sondern kann sogar effizienter und lebensbejahender sein.

MÄNNER BEKOMMEN BRÜSTE WEGEN DER HORMONE!

Für Soja wird der Regenwald abgeholzt und Männern wachsen Brüste! LOL! Ein ebenfalls beliebtes Vorurteil, denn Soja klingt in vielen Ohren exotisch. Die Wahrheit ist: Ja, Teile des Regenwaldes werden für Soja gerodet. Aber nicht mehrheitlich für Tofu! Basierend auf den Daten der University of Illinois, dem WWF und OVID wird deutlich: Über 77 % des weltweiten Sojas werden als Tierfutter für die Massentierhaltung genutzt. Lediglich 22 % finden ihren Einsatz in der Lebensmittelproduktion. Außerdem wird der Großteil das aus Soja produzierten Tofus, den wir essen, in Europa angebaut.

Und apropos Angst, dass Männern über Nacht Brüste gedeihen könnten: Es ist richtig, dass in Soja natürliche Phytoöstrogene enthalten sind, die Isoflavone heißen und deren chemische Struktur der von Östrogen ähnelt. ABER: Es ist kein Östrogen und hat somit keine Auswirkungen auf das Testosteron von Männern.

Die genannten Vorurteile oder Sorgen haben sich also bei mir nicht bestätigt. Die Zeit der Umstellung konnte endlich kommen. Ich freute mich sehr auf mein veganes Abenteuer und meine Freude wurde zu unendlicher Euphorie.

Willkommen in der dritten Phase der Veganisierung!

PHASE #3
EUPHORIE

Die Ablehnung verschwindet, das Interesse ist riesig ... und – zack – ist die Euphorie entflammt und Phase 3 eingeleitet. Eine Phase, in der die Endorphine richtig kicken und sich das Gefühl breitmacht, etwas Gutes für die Welt zu tun. Hier konnte ich endlich von der Theorie in die Praxis wechseln, was mich mega motivierte, da ich auch in allen anderen Themen im Leben immer der bin, der lieber direkt macht, als zu lange darüber nachzudenken. Meine oder vielmehr unsere weitere Veganisierung erzähle ich dir in diesem Kapitel.

EINMAL ALLES VEGAN, BITTE!

In dieser Phase war ich bereits erklärter Chefkoch im Haus und hatte daran große Freude. Daher lag unbedingt die Verantwortung auf meinem Tisch, nun das Essen zu veganisieren.

Ich googelte wie wild nach veganen Gerichten, aber irgendwie klang jedes zweite Rezept krass exotisch und verlangte Zutaten, die ich so vorher nicht verwendet hatte. Während meiner Google-Sessions las ich einen Artikel über gesünderes Essen. Dort stieß ich auf den Tipp, erst mal zu checken, welche Gerichte man grundsätzlich gerne isst. Anschließend kann man dann dort ansetzen, ungesunde Komponenten gegen gesündere zu tauschen. In einer anderen Studie las ich, dass die meisten Menschen etwa zehn Rezepte im Repertoire haben, die sie immer und immer wieder abwechselnd kochen. Ich dachte mir, dass diese Ansätze auch bei meinem Vorhaben funktionieren könnten, und setzte mich deshalb mit Nadine zusammen, um unsere liebsten Gerichte zu veganisieren. Hier sind ein paar unserer Favourites:

Spaghetti Bolognese

Wir lieben allgemein Pasta mit Soße, aber Spaghetti Bolognese war und ist unser Favorit, so langweilig es auch klingen mag. Ich hatte zu Beginn ein wenig Sorge, dass dieses Gericht nun flachfällt, weil vielen Nudeln Ei beigesetzt ist. Die gute Nachricht: Die wenigsten Nudeln enthalten – zumindest hier in Deutschland – Ei. Viele Hersteller verzichten aus Kostengründen darauf. DAS war für mich schon mal ein Lichtblick. Weiter ging's mit dem Hackfleisch: Meine Bedenken waren schnell vom Tisch. Denn es gibt seit Längerem veganes Hack aus Soja, Erbsen oder anderen pflanzlichen Bestandteilen. Check! Die Soße besteht zum Großteil aus Tomaten, die sind zum Glück von Haus aus vegan. Damit fehlte nur noch ein adäquater Ersatz für Parmesan. Meine Internetrecherchen ergaben, dass man fertigen Parmesan vegan kaufen oder aus Cashewnüssen, Hefeflocken und Gewürzen selbst herstellen kann. Diese Erkenntnis fühlte sich mehr als motivierend an und schon mal ein Spoiler vorab: Falls dir das zu aufwendig sein sollte, der Mirácoli-Spaghetti-Baukasten ist mittlerweile komplett vegan, weil der Parmesan nicht mehr mit dabei ist. Dazu noch veganes Hack anbraten, in die Soße mixen und tada, ein beliebtes Gericht wurde veganisiert.

Knödel, Rotkohl und Schnitzel

Ein anderes Lieblingsgericht ist so ein typisch deutscher Klassiker. Kartoffelknödel, Rotkohl, Schnitzel und dazu eine dunkle Bratensoße. Ob man das vegan hinbekommt? Die Antwort ist wieder einfach: ja. Denn Rotkohl ist von Haus aus vegan, check. Knödel aus Kartoffeln auch, bei Semmelknödeln gibt es, je nachdem, wie die Brötchenstücke hergestellt wurden, auch nicht vegane Varianten. Speckknödel lassen wir außen vor. Schnitzel gibt es, wie das vegane Hack, ebenfalls in Hülle und Fülle in veganer Version (oder du kannst dir auch aus Haferflocken und wenigen Zutaten selbst eins zu Hause zusammenklöppeln, wie ich auf Instagram erfolgreich gezeigt habe). Fehlt nur noch die braune Bratensoße. Hier wurde ich ebenfalls positiv überrascht: Viele dunkle Fertigsoßen kommen vollständig ohne tierische Zusätze aus. Juhu, auch dieses Gericht konnte ich veganisieren.

Paella

Als dritter Favorit stand Paella auf unserer Liste. Paella ist ein spanisches Reisgericht aus der Pfanne, das wir ebenfalls sehr gerne und sehr oft essen, da sich die Zutaten durchaus variabel kombinieren lassen. Zudem kann man etwas mehr vorkochen, um das Essen am nächsten Tag mit auf die Arbeit zu nehmen oder für abends nicht noch mal kochen zu müssen. Die Basis bei unserer Paella ist Reis. Der ist vegan. Das Gemüse sowieso, die Soße besteht wieder aus einem Großteil Tomaten und einzig und allein die Hühnchenbrust-Stücke mussten ersetzt werden. Du ahnst es sicher schon: auch dafür gibt's mittlerweile allerlei vegane Alternativen, die zudem sehr lecker schmecken. Zack, auch dieses Lieblingsgericht ließ sich simpel veganisieren.

Genauso gingen wir auch bei den anderen sieben Gerichten unserer persönlichen Top 10 vor und schafften es doch einfacher als gedacht, alles in der Theorie auf vegan umzustellen. Das böse Erwachen würde noch kommen – siehe Phase 4 –, aber hey, gerade sind wir euphorisch, also keine Zeit für schlechte Laune.

EIN EINKAUFSWAGEN VOLL FREUDE

Mit der Liste hatte ich nun das volle Rüstzeug, um einkaufen zu gehen und unsere Veganisierung voranzutreiben. Alles schien bis hierhin so einfach und ich fragte mich, warum wir das nicht schon viel früher gemacht hatten. Nun, dazu ebenfalls später mehr. Erst mal zum Einkauf.

Für meinen ersten rein veganen Einkauf wählte ich bewusst keinen klassischen Discounter, sondern einen großen Supermarkt in Köln. Meine Logik war, dass Discounter in ihrer Auswahl oft zu begrenzt sind und ein Rewe, Edeka oder Kaufland hingegen sehr viele verschiedene Marken im Sortiment hat. Deshalb rechnete ich mir hier größere Erfolgschancen aus.

Ich musste erst mal meinen Blick für den ganzen veganen Kram im Supermarkt schärfen. Denn wie beim Kochen sind wir eben auch beim Einkauf Gewohnheitstiere und gehen eigentlich immer nur in dieselben Bereiche. Jetzt hieß es plötzlich: auf in neue Fahrwasser und auch mal in die bisher langweilig wirkende Öko-Ecke gehen. Was soll ich sagen? Ich wurde überrascht! Seitdem stehen bei uns im Schrank solche Bio-Pizza-Cracker, die wie kleine aufgeschnittene Brötchenhälften aussehen und fantastisch schmecken. In meinem früheren Dasein hätte ich die vermutlich nie angefasst, doch war auf der Packung in groß „vegan" aufgedruckt und damit gab es – bis auf den Preis von 3,99 Euro pro Mini-Packung – eigentlich nichts, was gegen sie sprach.

Durch meine (dank Internet) gut recherchierte Liste wusste ich bei diesem Einkauf genau, was ich brauchte. Solch eine Vorbereitung war für mich Neuland. Ich bin oder war eher der „Ich mach mir erst im Laden Gedanken, was wir essen"-Mensch und entscheide dann meist wenig rational, dass ich unbedingt sehr viel Süßkram benötige und fürs Abendessen sicher noch etwas im Schrank zu Hause steht. Ich muss aber auch gestehen: Es war ein bisschen merkwürdig, nicht mehr an den großartigen Kühltheken voller leckerem Käse, Joghurt und anderen vegetarischen Köstlichkeiten vorbeizulaufen. Ich bummelte hier vorher immer besonders ausgiebig, um möglichst neuen geilen Scheiß zu entdecken. Aber ich wusste ja, warum ich das Ganze mache und dass ich – falls es sich dauerhaft schlecht und wie Verzicht anfühlen würde – jederzeit das Experiment „vegan" abbrechen könnte.

Ich machte mir einen großen Spaß daraus, durch die einzelnen Regale zu laufen und die Produktverpackungen nach dem gelben VEGAN-Label zu scannen. Okay, ich muss gestehen, der Einkauf dauerte statt meiner bisherigen strammen dreißig Minuten plötzlich doppelt so lange. Doch der Inhalt meines Einkaufswagens bereitete mir so oder so Freude. Neben viel Gemüse und Obst hatte ich Produkte eingesammelt, die ich bisher nicht kannte. Schon mal vorab: Auch wenn manche Begriffe exotisch klingen mögen, einen Großteil davon erhältst du mittlerweile in fast jedem Supermarkt. Und falls nicht, dann zu 100 % in einem Biomarkt wie Alnatura oder Denns. Oder ganz bequem online.

Hier sind ein paar der Lebensmittel aufgelistet, die ich in dieser Zeit für mich entdeckt habe und bis heute super gerne einsetze:

Hefeflocken

Für mich ein absoluter Gamechanger, denn Hefeflocken schmecken je nach Marke sehr käsig und sind in meiner Küche mittlerweile ein fester Bestandteil. Als ich damals meine erste Packung kaufte, war ich skeptisch, wurde aber wirklich positiv überrascht. Und du kannst damit käsige Soßen zaubern, ganz ohne Tiere. Hefeflocken sind dabei mehr als nur ein Gewürz. Sie sind reich an Vitamin B1, B2, B6 und an Pantothen- und Folsäure. Nur 15 Gramm Hefeflocken decken den Tagesbedarf an Vitamin B1. Außerdem enthalten Hefeflocken viele Spurenelemente, Mineralstoffe und Eiweiß in Form von leicht verwertbaren Aminosäuren. Wie ich bereits sagte: ein echter Gamechanger!

Hafer Cuisine

Selbst wenn der Name fancy klingt – Cuisine ist einfach nur ein sahneähnliches Produkt, also deutlich dickere Pflanzenmilch. So pur schmeckte sie mir damals nicht, weil sie gefühlt nach nicht viel schmeckt, aber als ich sie mit den richtigen Gewürzen und Hefeflocken kombinierte, war es um mich geschehen. Heute kommt sie etwa bei Aufläufen zum Einsatz, wenn ich eine dickflüssigere Soße erzeugen möchte.

Sojamehl
Es hat mich vollkommen überrascht, wie facettenreich Sojamehl ist. Wenn du 2 EL Wasser mit 1 EL Sojamehl in einer kleinen Schüssel verrührst, erhältst du von der Menge her genau ein Ei und kannst es damit im Gebäck ersetzen. Einziger Nachteil: Es schmeckt nach nichts. Nutz es also wirklich nur als Ei-Ersatz beim Backen.

Kala Namak
Klingt wie eine Grußformel, ist aber einfach nur eine andere Bezeichnung für Schwarzsalz. Es hat den starken Geruch von Schwefel, das somit auch irgendwie an gekochte Eier erinnert. Und ich war beim Öffnen der ersten Dose damals so überrascht, wie krass das Ganze riecht. Wenn du es auf Tofu gibst, schmeckt er einfach nach Ei und verwirrt das Gehirn komplett. Diese Erfahrung zeigte mir: Vieles, was uns schmeckt, schmeckt uns eben auch wegen des Geruchs.

Seitan
Nein, ich habe mich nicht beim Schreiben von Satan verschrieben, ich meine wirklich Seitan. Tofu kannte ich, die Alternative Seitan nicht. Seitan ist eigentlich pures Weizeneiweiß und somit maximal ungeeignet für Menschen mit Glutenunverträglichkeit. Aber es hat so eine krasse fleischähnliche Konsistenz je nach Zubereitung, dass ich damit selbst nicht vegane Freund:innen vollkommen davon überzeugen konnte, dass es tierisches Fleisch nicht benötigt. Auch richtig gut an Seitan ist der extrem hohe Eiweiß- bzw. Proteingehalt.

Tempeh
Eine tolle Alternative zu Tofu und Seitan! Er besteht aus fermentierten Sojabohnen und hat einen leicht säuerlichen Geschmack. Fand ich damals wie heute super als Abwechslung, weil vor allem die gröbere und festere Haptik im Mund sich sehr von den anderen Alternativen unterscheidet, aber dennoch schön viel Eiweiß/Protein enthält.

Nussmus
Zu guter Letzt Nussmuse jeglicher Art. Die einzigen Berührungspunkte damit waren zuvor nur mit Nutella, aber da sind ja faktisch bis auf Zucker und Palmöl nur ein paar Haselnüsse und wenige andere Zutaten drin. Nussmuse hingegen gibt es in vielfältigen Varianten. Ich für meinen Teil probierte mich quer durch das Sortiment und blieb bei Erdnuss-, Mandel- und Cashewmus hängen. Das tun auch immer mehr, was nicht verwunderlich ist: Als pflanzliche Proteinquelle ist Nussmus nämlich sowohl als Snack und Brotaufstrich als auch als Zutat in herzhaften Gerichten sehr gefragt. Vor allem im Vergleich zu herkömmlichen Nusscremes wie Nutella und Co. schneidet Nussmus um Längen besser ab, denn hier wird (meistens) weder Palmöl noch Zucker zugesetzt. Zudem ist auch der hohe Proteingehalt wieder von Vorteil.

Wenn du das jetzt liest und durch die Menge an neuen, unbekannten Lebensmitteln überfordert sein solltest: keine Sorge. Ich habe all diese Sachen auch nicht von Beginn an gekauft, sondern es erst mal ohne probiert. Als ich Gerichte nachkochte, gab es dann z. B. Zutaten, die immer wieder auftauchten, wie eben Hefeflocken. Irgendwann lief ich an einer Packung vorbei, kaufte sie, probierte sie ... und habe seitdem immer welche im Schrank. Deshalb meine klare Empfehlung, wenn du Lebensmittelverschwendung vermeiden und den Geldbeutel schonen willst: Kauf dir unbekannte Lebensmittel einfach passend zu den Rezepten, die du bei mir oder anderen veganen Köch:innen findest. Meist wird dort direkt die Zubereitung und Verwendung erklärt, sodass du nicht selbst rumdoktern musst.

ACH, DAS IST ALLES ERNÄHRUNG!

Ich bin grundsätzlich ein neugieriger Mensch und möchte verstehen, warum die Dinge so passieren oder laufen, wie sie es tun. Ich habe damals sogar meinen Traumjob bei einem sehr bekannten amerikanischen Unternehmen geschmissen, weil dort auf meine Nachfrage „Warum machen wir diese Sache denn so und nicht anders?" sehr oft mit „Naja, weil wir hier bei [Hier könnte Ihr Name stehen!] sind. Wir machen das immer so!" geantwortet wurde. Das ist für meinen Kopf einfach nicht akzeptabel, da nicht logisch.

Die Herausforderung innerhalb dieser Euphoriephase lag nun darin, dass ich mich plötzlich sehr viel mit Ernährung beschäftigen musste oder vielmehr wollte. Vorher hatten wir einfach die Sachen nachgekocht, die man halt so kocht, ohne auf irgendwelche Inhaltsstoffe zu schauen. Was ich nach wie vor krass finde: Das Thema Ernährung spielt in unseren Bildungsinstitutionen keine oder nur eine ganz geringe Rolle. Weder in der Grundschule noch auf dem Gymnasium lernen wir darüber etwas. Selbst im Medizinstudium nimmt Ernährung nur einen kleinen Teil ein. Deshalb sind viele

Mediziner:innen – ohne jetzt alle in einen Topf zu werfen – oft keine guten Ansprechpartner:innen, wenn es um ernährungstechnische Empfehlungen geht. Hier können Ernährungsberater:innen viel besser helfen, sofern sie denn auch wirklich gut sind. Leider ist der Begriff nicht geschützt und jeder kann sich so nennen. Aber darauf will ich hier nicht weiter eingehen. Stattdessen setzte ich mich selbst an das Thema und wollte verstehen, was wir eigentlich so im Idealfall essen sollten. Was der Körper braucht. Worauf es ankommt. Im Grunde ist es einfach und gleichzeitig sehr komplex, wie ich feststellen durfte.

Eine kleine Anmerkung vorweg: Ich kann dir hier keine umfängliche ernährungswissenschaftliche Bildung vermitteln. Das würde den Rahmen des Buchs sprengen. Solltest du Unverträglichkeiten oder gesundheitliche Einschränkungen haben, sprich bitte mit Profis. Ich selbst lasse meine Blutwerte regelmäßig testen und weiß deshalb, dass meine Ernährung so für mich passt. Wenn wir es hinbekämen, achtsamer zu essen, statt das Essen einfach ohne nachzudenken in uns reinzuschaufeln, wäre vielen Menschen und auch Tieren schon geholfen.

Was habe ich also gelernt? Zum einen, dass eine gesunde Ernährung abwechslungsreich ist. Dazu sagt die bereits zuvor zitierte Deutsche Gesellschaft für Ernährung DGE:

„Kein Lebensmittel allein enthält alle Nährstoffe. Je abwechslungsreicher Sie essen, desto geringer ist das Risiko einer einseitigen Ernährung. Treffen Sie eine bunte Auswahl aus allen Lebensmittelgruppen."

Als ich die Empfehlung las, fragte ich mich, was für Lebensmittelgruppen ich eigentlich kenne oder vielmehr kennen müsste. Um dir hier das Googeln zu sparen, das sind sie:

- Gemüse
- Hülsenfrüchte
- Obst
- Vollkorngetreide, Kartoffeln
- Nüsse und Samen
- Fette

Wichtig dabei: Sie sind unterschiedlich gewichtet, das bedeutet, bei einer vollwertigen pflanzenbasierten Ernährung bilden Obst, Gemüse und ausreichend Wasser die Basis. Dazu kommen Vollkorngetreide und Hülsenfrüchte sowie ergänzend Nüsse und Samen.

Egal wie du dich gerade ernährst, denk mal darüber nach, ob du diese Lebensmittelgruppen bereits bedienst oder nicht. In meinem Fall war die Sache klar: Wir essen zu wenig Obst und Nüsse, den Rest hatte ich bereits ganz gut beim Kochen integrieren können.

Da mir viele Menschen folgen, die sich (noch :)) nicht vegan ernähren, folgen hier zur vollen Transparenz die Bestandteile der nicht veganen Ernährungspyramide:

- Gemüse
- Obst
- Vollkorngetreide, Kartoffeln
- Milchprodukte
- Fleisch, Fisch, Eier
- Zusätzliche Fette

Vermutlich stellst du dasselbe fest wie ich: Bis auf die Komponenten Milch und Fleisch, die gegen Hülsenfrüchte und Nüsse getauscht werden, sind die anderen Lebensmittelgruppen in der Ernährungspyramide gleich.

Was bei beiden Aufzählungen nicht vorkommt, ist das Thema Flüssigkeit. Davon müssen wir dem Körper täglich ordentlich zuführen, sonst geht es uns schlecht. Ich spreche da aus Erfahrung, weil ich das Trinken öfter mal vergesse und mich dann abends wundere, warum ich Kopfschmerzen habe. Am besten startest du direkt nach dem Aufstehen mit einem großen Glas Wasser oder einem Tee in den Tag.

Meine Lösung, um mich möglichst abwechslungsreich zu ernähren, ist, dass ich mir die Ernährungspyramide an den Kühlschrank gepinnt habe. So kann ich beim Kochen immer sehen, ob ich noch eine gesunde Komponente mit integrieren kann bzw. ob ich tatsächlich an alles gedacht habe. Natürlich schaffe ich das nicht jeden Tag, aber alleine zu lernen und ein Bewusstsein dafür aufzubauen, welche Lebensmittelgruppen es abzudecken gilt, war für meine Ernährungsumstellung essenziell.

Was ich definitiv auch erwähnen möchte: Ich liebe Süßigkeiten und die veganen Alternativen werden immer besser. Ich halte überhaupt nichts davon, sich zu viel zu verbieten. Das lässt den Heißhunger auf die jeweiligen Sachen nur noch größer werden. Ich wende hier die 80/20-Regel an – in der Arbeitswelt auch Pareto-Prinzip genannt –, die für mich in Sachen Ernährung bedeutet: 80 % unverarbeitete bzw. gesunde verarbeitete Lebensmittel und 20 % Genussmittel. Sprich, die leckere vegane Schokolade und ein

Eis am Abend sind voll okay, wenn der Großteil der restlichen Ernährung des Tages passt. Klar bin ich hier nicht durchweg konsequent und standhaft, dafür nasche ich viel zu gerne.

Ich möchte dir ein paar gedankliche Leitplanken an die Hand geben, an denen du dich für eine ausgewogene Ernährung orientieren kannst. Pflanzliche Lebensmittel allein können nicht alle Nährstoffe liefern, die der Körper für eine gesunde Versorgung benötigt. Besonders Omega-3-Fettsäuren (EPA und DHA), Vitamin D sowie Vitamin B12 kommen kaum bis gar nicht in pflanzlichen Lebensmitteln vor. Auch bei Nicht-Veganer:innen kann es zu solch einem Mangel kommen, wenn sie nicht regelmäßig fettreichen Meeresfisch essen oder genügend Sonne tanken. Die DGE empfiehlt auch allen Menschen ab fünfzig – unabhängig von der Ernährungsweise – die Supplementierung mit B12.
Zu den drei genannten essenziellen Nährstoffen gesellen sich noch Vitamin B2, Protein, Selen, Jod, Eisen, Zink sowie Calcium. Die kannst du durchaus über die Nahrung decken. Vitamin-B2-Quellen sind unter anderem Vollkorngetreide, Hefeflocken, Mandeln, Champignons und Kürbiskerne. Ich lasse diese und die oben genannten Nährstoffwerte einmal im Jahr in meinem Blutbild checken und kann regelmäßige Blutchecks nur empfehlen.

Das soll es auch an der Stelle mit dem Crashkurs in Sachen Ernährung sein. Wenn du dich tiefer einlesen möchtest, dann tu das. Mein guter Freund Niko Rittenau hat in den letzten Jahren zahlreiche Bücher zur veganen Ernährung aus Sicht eines Ernährungswissenschaftlers veröffentlicht, in denen jeder Bereich im Detail behandelt wird.

IM KULINARISCH VEGANEN HIMMEL

Zum Abschluss der dritten Phase habe ich noch eine kleine Story als extra Schmankerl für dich, die mir exakt so passiert ist. Ich war mit meiner kleinen Schwester in Düsseldorf unterwegs und als wir Hunger bekamen, schlug ich das vegane Restaurant „Sattgrün" vor. Da ich darüber viel Gutes gehört hatte, wollte ich den kleinen kulinarischen Ausflug nutzen, um mir neue Inspiration für meine Küche zu holen.

Was soll ich sagen? Wir waren maximal erschlagen von dem Angebot. Das „Sattgrün" setzt auf ein Buffet-Konzept. Man schnappt sich ein Tablett, geht die vorgegebene Route und packt sich auf den Teller, was man lecker findet. Genau das taten wir auch und es war damals das erste Mal, dass ich Seitan als Gyrosstückchen mit veganer Zaziki-Sauce probierte. Hinzu kamen Kartoffeln, Bulgur und Quinoa-Salat, Soja-Geschnetzeltes, zahlreiches Gemüse und dazu noch ein großes Stück Kokoskuchen. Meine Schwester tat es mir gleich und so saßen wir uns kurze Zeit später mit einem Berg veganem Essen auf dem Teller gegenüber.

Da wir beide ehrgeizige Menschen sind, gaben wir echt alles, um die uns selbst eingebrockte Suppe nicht nur sprichwörtlich auszulöffeln, denn natürlich wollten wir nichts von dem leckeren Essen zurückgehen oder gar wegschmeißen lassen. Ich fand auch noch Platz für das Stück Kuchen im Magen und danach ging nichts mehr. Meine Schwester und ich rollten schwer wie Steine aus dem Laden heraus.

Es geht mir bei der Story nicht darum, für übermäßige Völlerei zu werben, ganz im Gegenteil. Was ich aus dieser Geschichte gelernt habe und dir hier vermitteln will, ist:

- Veganes Essen ist vielfältig und unfassbar lecker

- Wenn dir die Ideen ausgehen, was du kochen kannst und du Inspiration brauchst, dann suche mal ein veganes Restaurant auf.

Ich für meinen Teil nutze das „Sattgrün" gerne, um Menschen, die noch nicht so viel mit veganem Essen zu tun hatten, selbiges näherzubringen. Die Auswahl ist ungeahnt groß und trifft eigentlich alle Geschmäcker. Bei dieser Hülle und Fülle kann eine mögliche Ablehnung schnell weichen und sich in Interesse oder noch besser in Euphorie umwandeln.

Sei nur schlauer als ich und überfriss dich nicht.

PHASE #4 ERNÜCHTERUNG

Einer der Gründe, dieses Buch zu schreiben, war für mich ganz klar dieses Kapitel hier. Denn gefühlt hört man immer nur, wie toll die Sache mit der Umstellung läuft, wie leicht es doch fiel, wie viele Tiere gerettet, CO2 eingespart und sonstige Umweltschäden vermieden wurden. Vor allem die Alltagsheldennummer „Es ist so einfach, ich bin über Nacht Veganer:in geworden und DU. KANNST. DAS. AUCH. TSCHAKKA!" klingt nach Zuckerschlecken.

Am Arsch, die Realität sieht anders aus. Wir sind von der Gesellschaft so stark geprägt worden, Tiere ohne nachzudenken in uns reinzulöten, dass die Umstellung für den Großteil der Menschen alles andere als „mal eben" passiert. Außerdem gibt die Massentierhaltungsindustrie alles dafür, dass du an jeder Ecke besonders viel günstiges Fleisch bekommst, das manchmal sogar unter dem Preis einer Packung Haferflocken liegt. Und in 99,9 % der Fälle ist Fleisch immer und überall vorrätig. Sobald du versuchst, dich alternativ und ohne Tiere zu ernähren, warten ein paar Fallstricke auf dich, die es zu überwinden gilt. Und das direkt nach der Phase der Euphorie! Solltest du dich als Leser:in gerade in dieser Phase befinden, gib nicht auf. Es wird alles besser. Versprochen. Und nun zu dem, was ich so durchleben durfte.

DER GESCHMACKLOSE ERZFEIND IN DER KÜCHE

In meinem Fall war es damals so, dass ich irgendwann von veganen Alternativprodukten übersättigt war und stattdessen Lust bekam, einfach mal komplett frisch und möglichst ohne verarbeitete Lebensmittel zu kochen. Eine Sache, die in sehr vielen veganen Rezepten auftaucht, ist Tofu. Er wird aus Sojabohnen hergestellt und das Verfahren ähnelt im Ansatz der Herstellung von Käse aus Kuhmilch.

Ich weiß noch ganz genau, wie ich das erste Mal mit Tofu gearbeitet habe. Voller Euphorie hatte ich im Supermarkt die Sorte „Natur" gekauft, also vollkommen unbehandelt, ohne jegliche Art von Gewürz bzw. Geschmack. Alleine die Verpackung von Tofu ist schon nervig, denn irgendwie schaffe ich es selten, die Folie so abzuziehen, dass das Tofuwasser nicht auf die Küchenplatte überläuft und dort alles vollmatscht.

Einmal ausgepackt lag dieser weiße, halb feuchte und krümelig wirkende Block aus Sojabohnen nun vor mir. In meiner kindlichen Logik dachte ich, dass ich ihn einfach so zubereiten könnte wie beispielsweise Putenbrust. Im Detail: ordentlich Gewürze draufknallen und mit etwas Öl ab damit in die Pfanne. Von beiden Seiten anbraten, bis alles knusprig ist und ab damit in den Mund. So war meine Vorstellung.

Die Realität sah komplett anders aus. Ich hatte tatsächlich für einen Moment die Sorge, dass ich in geistig umnachtetem Zustand in den Küchenschwamm gebissen habe, aber Fehlanzeige! Es war der von mir mit ganz viel Liebe zubereitete Tofu, der sich in meinem Mund breit machte und abgesehen von einer faden Gewürznote einfach nach rein gar nichts schmeckte. Zudem war die Konsistenz so eklig wabbelig, bah! Wieso schworen so viele Menschen auf das Zeug? Ich vermutete einen geschickten Komplott der Vegan-Industrie, schlicht nach dem Motto:

Erst machen wir euch ein ultraschlechtes Gewissen und dann seid ihr am Ende bereit, geschmacklose Küchenschwämme zu essen. Wir müssen nur immer behaupten, wie geil Tofu schmeckt und wie toll ihr seid und der Laden läuft schon. Ha!

Ist Tofu nun wirklich so schlimm? Nein, ganz im Gegenteil und ich werde auch nicht von der Tofu-Lobby bezahlt: Tofu ist unfassbar lecker, wenn du weißt, wie du ihn zubereiten musst. Hier in unseren Breitengraden hat uns das schließlich niemand beigebracht und deshalb kann ich die Abneigung oder Skepsis gegenüber Tofu verstehen. Dabei ist die Handhabe – wie ich nun nach Jahren des Ausprobierens weiß – total easy. Tofu direkt aus der Packung hat durch seinen Herstellungsprozess einfach sehr viel Wasser in sich, ähnlich wie ein Schwamm. Solange Wasser im Tofu gespeichert ist, kann kein Geschmack rein. Du kannst eine Tofupresse nutzen, um die ganze Feuchtigkeit herauszubekommen. Oder du machst es wie ich und rollst den Block in etwas Küchenrolle ein, legst ihn auf ein Brett und presst mit einem weiteren Brett oder einem Teller oder einem Buch – was auch immer du gerade zur Hand hast – den Saft raus. Wenn du dir mehr Umstände machen möchtest, dann kannst du ihn zuerst einfrieren und anschließend unter Pressen auftauen lassen. Dann wird er noch geschmackvoller.

Wir sind noch nicht fertig. Meine erste Tofu-Zubereitung war schon mal eine Enttäuschung. Dann lauern da noch andere Gefahren, wie beispielsweise, dass das Stück beim Rumschieben mit dem Pfannenwender sich einfach erlaubt, in Nanopartikel zu zerfallen. Tofu ist echt 'ne verdammte Dorfzicke und die Tofu-Lobby täte gut daran, eine Gebrauchsanleitung auf die Verpackung zu drucken. Dann würden viel weniger Menschen bei der Zubereitung scheitern und viel eher eine neue Packung kaufen.

Spaß beiseite: Es war schon sehr frustrierend, weil es sich in den Rezepten so simpel las und die Realität ganz anders aussah. So erging es mir auch mit anderen neuen Lebensmitteln, vor deren Verwendung ich erst mal die Zubereitung googeln musste. Das war alles irgendwie nicht normal. Doch mittlerweile bin ich, was die vegane Küche betrifft, ziemlich versiert. Würde ich in der Zeit zurückreisen und den Philipp von damals treffen, würde ich ihm sagen: Lass dich nicht entmutigen, und auch wenn es sich gerade so anfühlt – die vegane Küche ist kein Hexenwerk, vertrau mir!

Doch wie es im Leben so spielt, lauerte der nächste Schocker bereits um die Ecke.

BLÄHUNGEN DES TODES

Wie wir erfahren haben, werden auch Hülsenfrüchte in der veganen Ernährungspyramide empfohlen. Das kam mir sehr entgegen, denn ich liebe Kichererbsen, Kidneybohnen oder Linsen sehr. Aus diesem Grund packte ich davon eine ganze Menge in die neuen Rezepte. Eine ultragroße Menge.

Und es schmeckte fantastisch! Bis mein Körper die übliche Verdauungsprozedur begann und ich will nicht zu sehr ins Detail gehen, aber während ich mir meinen Magen vollschlug, war ich im Vergleich ein Luftballon und danach ein Luftschiff mit großem Leck, aus dem Unmengen an Luft entwichen. Diese Art von Luft, die nicht unter die geruchsneutrale Note fällt. In dem Moment fiel mir ein Spruch ein, den mein Opa mir als kleiner Junger beigebracht hatte: „Jedes Böhnchen gibt ein Tönchen" – das hier aber war kein Solo, sondern mehr ein voll besetztes Orchester.

Diese körperliche Reaktion deutete ich zunächst als falsche Ernährung. Das konnte ja wohl so nicht richtig sein. Also strich ich die Hülsenfrüchte für eine gewisse Zeit komplett, um dann, wenn ich sie wieder in die Gerichte einbaute, erneut zum Luftschiff mit Leck zu mutieren. Ich hatte nicht begriffen, dass die Nahrung selbst nicht falsch war, sondern meine Vorgehensweise. Lass mich ein bisschen ausholen.

Hülsenfrüchte sind vom veganen Ernährungsplan eigentlich nicht wegzudenken. Sie liefern wertvolles Eiweiß und stecken voller Ballaststoffe, die die Darmflora in Schwung halten, sehr vereinfacht ausgedrückt. Bei meiner Umstellung auf vegane Ernährung machte ich den Fehler, sehr zügig sehr viel am Essen zu verändern. Und die anfängliche Menge an Hülsenfrüchten und Vollkornbrot war definitiv zu viel für meinen Dickdarm. Denn da läuft ein Gärungsprozess ab, bei dem Schwefelgase entstehen, die normalerweise unbemerkt entweichen. Es sei denn, du übertreibst es, so wie ich. Die Menge an Hülsenfrüchten und Vollkornprodukten langsam zu steigern, statt direkt von 0 auf 100 zu gehen, wäre der richtige Weg gewesen.

Zudem kann sich der Faktor Stress auf die Verdauung auswirken, der bei einer Ernährungsumstellung auftreten kann. Ich hatte mich oft gefragt: „Werde ich satt?“ oder „Mache ich alles richtig?“

Die erste gute Nachricht an der Stelle ist: Der Körper gewöhnt sich bis zu einem gewissen Grad an die neuen Lebensmittelfreunde und die zweite gute Nachricht lautet: Iss langsam, kau lange und gründlich. So bereitest du deinen Magen-Darm-Trakt auf die Ladung besser vor.

Und das Schöne an meinem nervigen Blasorchester von damals ist doch, dass du vielleicht daraus lernst und es im Gegensatz zu mir langsam angehen lässt. Es sei denn, du stehst darauf, dann viel Spaß dabei! ;)

BITTE KEINE OREOS MEHR

Wo wir schon beim Thema von 0 auf 100 sind: Ich liebe Süßigkeiten und habe die Tradition meines Elternhauses bei uns im Haushalt fortgeführt, eine eigene Schublade für Süßkram zu reservieren. Da waren vor allem Schokolade, Schokoriegel und Kekse drin und alles zum Großteil mit Milch und anderen tierischen Bestandteilen. Aber vegane Alternativen?

Zum Zeitpunkt meiner Veganisierung war die Auswahl an veganem Süßkram nicht so üppig und über das meiste Zeug konnten sich meine Geschmacksnerven definitiv nicht freuen. Auch hier half mir Google. Schnell erfuhr ich, dass zum Beispiel die originalen Oreo-Kekse vegan sind, was mich echt verwunderte. Ich hätte schwören können, dass die weiße Creme zwischen den dunkleren Keksen aus Milch hergestellt würde. Nö, ist einfach nur sehr viel Zucker. Perfekt, gekauft. Gleiches galt für diese großartigen Mr.-Tom-Erdnussriegel. Hier dachte ich, dass die klebrige Masse, die die Erdnüsse zusammenhält, Honig sein müsse. Auch falsch, es ist einfach nur Glukosesirup. Großartig!

Wir verschenkten daraufhin den ganzen nicht veganen Süßkram an unseren nicht veganen Besuch – ich weiß, wie nett :-) – und ersetzten alles mit Mr. Tom und Oreo-Keksen.

Selbst Schnapspralinen wie Mon Chéri gesellten sich in die vegane Süßecke. Unsere damalige Haushaltshilfe meinte mal im Spaß, dass Mon Chéri ihre Motivation wäre, sich vegan zu ernähren. Nur ich kann den Teilen absolut nichts abgewinnen und bin weit davon entfernt, sie mir freiwillig in den Einkaufswagen zu legen.
Das nur als kurzer Exkurs zu meiner persönlichen Abneigung gegen Mon Chéri – zurück zu Mr. Tom und den Oreos. Wann immer wir seit diesem Tag unterwegs waren und uns der süße Hunger quälte, kauften wir im Laden oder sonntags an der Tankstelle Mr. Tom oder Oreos. Es ist ein Fluch und Segen zugleich, dass sie überall angeboten werden. Dies führte irgendwann dazu, dass Nadine und ich uns regelrecht überfressen haben und beides bis heute nicht mehr wirklich essen können, ohne dass der Ekel kickt.

Du siehst: Veganisierung fordert Opfer im Bereich der Kulinarik. Falls du demnächst auf einen veganen Menschen triffst, frag ihn, welche Süßigkeit er nicht mehr essen kann. Ich tippe, du wirst das Wort Oreos sehr oft hören.

DIE INHALTSSTOFFFALLE

Bevor ich meine nächste Problematik auf meinem Weg zum Veganer schildere: Können wir kurz innehalten und darüber reden, wie komisch das Wort Inhaltsstofffalle aussieht? Deutsche Sprache, schöne Sprache!

Nicht immer ganz so schön ist es, herauszufinden, ob ein Lebensmittel nun vegan ist oder nicht. Was hilft, ist natürlich ein Blick auf die Produktverpackung und schon hier gibt es heute wie damals ein für mich großes Ärgernis: Das Symbol – das grüne V auf gelbem Grund (eine äußerst geschmacklose Farbkombination) – wird für vegane und vegetarische Gerichte gleichermaßen eingesetzt, nur mit dem kleinen Unterschied der zusätzlichen Kennzeichnung „Vegan" oder „Vegetarisch".
Wie oft ist es mir schon passiert, dass mich vom Regal aus ein leckeres Produkt mit grün-gelbem Sticker angelacht hat. Ich blieb stehen, freute mich schon, griff danach, um dann festzustellen, dass ich mal wieder verarscht wurde. Wie schwer kann es bitte sein, das Ganze farblich zumindest anzupassen, liebe Europäische Vegetarier-Union?
Beruhigend, dass es nicht nur mir so geht. Ich bekomme immer wieder via Instagram-Direktnachricht Fotos von Produkten mit dem Hinweis zugeschickt: „Schau mal, was ich gefunden habe. Teste das doch mal!" Dann schau ich es mir an, lese fett vegetarisch und antworte: „Danke, dass du an mich denkst, aber das ist vegetarisch, nicht vegan."

Diese Logo-Problematik (die nervt mich selbst jetzt noch beim Schreiben dieses Buches) ist dabei nur die Spitze des Eisbergs. Ein Produkt kann wunderbar vegan sein, obwohl es kein VEGAN-Label auf der Vorderseite trägt, wie ich lernen durfte. Zum einen muss man für die Label bezahlen. Andere lassen das Label bewusst weg, weil vegane Produkte oftmals noch Ablehnung erfahren, so verrückt das klingt. Solltest du entgegen meines Wunsches zu Beginn dieses Buches einfach wie wild geblättert haben, diese Stelle lesen und dir denken: „Als ob jemand eine Abneigung gegen vegane Produkte haben könnte, pah!", dann empfehle ich dir noch mal meine Story über das protestierende Fleischesser:innen-Dorf in der Galileo-Reportage nachzulesen, die ich in Phase 2 erwähnt habe.

Ich entwickelte mich damals also schon von einem, der einfach wahllos Lebensmittel in den Einkaufswagen warf, zu jemandem, der die Produkte in die Hand nimmt, mit den Augen scannt, umdreht und dann einen Blick auf die genauen Zutaten wirft. Hier gab es nun verschiedene Dinge, die mir vorher nicht aufgefallen waren und die ich gerne mit euch teile.
Manche Wörter sind fett und oft auch in Großbuchstaben gedruckt. Die Hersteller sind verpflichtet, Zutaten, die Unverträglichkeiten auslösen können, farblich oder fett gedruckt hervorzuheben, damit sie für Allergiker:innen leichter auffindbar sind. Folgende Zutaten müssen als allergene Zutaten gekennzeichnet und damit in der Zutatenliste hervorgehoben werden:

- Krebstiere
- Eier
- Fisch
- Erdnüsse
- Sojabohnen
- Schalenfrüchte (Mandeln, Haselnüsse, Walnüsse, Cashewnüsse, Pecannüsse, Paranüsse, Pistazien oder Macadamianüsse)

- Sellerie
- Senf
- Sesamsamen
- Lupinen
- Weichtiere
- Glutenhaltiges Getreide (Weizen, Dinkel, Roggen, Gerste, Hafer)
- Milch und Milchprodukte (einschließlich Laktose)
- Schwefeldioxid und Sulfite (ab einer festgelegten Konzentration)

Aha, das macht es ja einfach, dachte ich mir damals. Ich schulte meine Augen, nach entsprechenden Begrifflichkeiten wie MILCH, KREBSTIERE oder EI Ausschau zu halten. So weit, so easy. Hier fand ich des Öfteren nun Produkte, die laut Zutatenliste frei von Tieren sein müssten, aber dann folgte ein maximal verwirrender Hinweis:

„Kann Spuren von Ei oder Milch enthalten."

Teilweise stand der Satz auch auf Produktverpackungen, auf denen fett das Wort VEGAN stand. Wie konnte das denn sein?
Nun, der Hinweis bedeutet, dass diese Produkte sehr wohl vegan sind, sie werden nur in einer Fabrik oder Umgebung hergestellt, in der auch nicht vegane Lebensmittel verarbeitet werden.

Der Hinweis „Kann Spuren enthalten von ..." richtet sich vor allem an Allergiker:innen. Denn stell dir vor, du bist allergisch gegen Nüsse. Dann musst du wissen, dass der Schokoriegel, den du da gerade isst, eben kleinste

Spuren enthalten KANN. Einfach für den Fall der Fälle und es ist letztendlich nicht mehr als eine rechtliche Absicherung des Herstellers. Laut Verbraucherzentrale gelten auch Lebensmittel als vegan, die unbeabsichtigte Spuren von Tierprodukten enthalten können. Das ist etwa bei den originalen Oreo-Keksen der Fall, da es eben auch nicht vegane Varianten davon gibt und diese ja oft aus derselben Fabrik kommen.
Safety first und so!
Nun dachte ich, ich hätte das Zutatenlisten-Spiel durchschaut, aber nein, so einfach macht es die Industrie mir, dir und allen anderen Menschen nicht. Tierische Bestandteile wie etwa Gelatine, Butterreinfett oder Karmin (E120) müssen nicht fett gedruckt werden. Ach klasse, macht es doch bitte noch komplizierter, dachte ich mir. Und da man ja aufpassen soll, was man sich wünscht, fand ich irgendwann heraus, dass Milchsäure zwar Milch im Namen trägt, aber künstlich hergestellt wird und damit vegan ist.
Was für ein Wahnsinn, oder?
So ätzend einerseits das Versteckspiel mit den Inhaltsstoffen war, es weckte auch meine Neugierde. Vor allem wollte ich mehr über die Zusatzstoffe und E-Nummern herausfinden. Schon mal ein Spoiler vorweg: In sehr viel Back-Deko wird für die rote Färbung von Streuseln echtes Karmin, also E120 ver-wendet, und das wiederum wird aus Schildläusen gewonnen. Richtig gehört. Wir ekeln uns vor Insekten-Schokoriegeln und den Krabbeltieren, die zur Dschungelprüfung im Dschungelcamp gereicht werden, haben aber kein Problem damit, Kuchenstücke fett garniert mit Schildläuse-Konfetti zu essen. Sorry, wenn ich die Romantik gerade zerstöre, aber es erzählt uns ja sonst keiner. Genau deshalb habe ich hier nachfolgend eine Liste mit bekannten nicht veganen Zusatzstoffen zusammengestellt:

- E 120 – Karmin (Naturfarbstoff): E120 wird meistens aus Tieren hergestellt. Dabei werden aus weiblichen Schildläusen rote Farbstoffe gewonnen, indem die Läuse getrocknet, zermahlen und ausgekocht werden.
- E 322 – Lecithin: Kann theoretisch aus Hühnerei stammen, allerdings muss dann die Kennzeichnung „Lecithin (aus Hühnerei)“ lauten, da Eier als potenzielle Allergieauslöser der Kennzeichnungspflicht unterliegen.
- E 441 – Gelatine: Gewonnen aus tierischem Bindegewebe oder Tierknochen, in der Regel von Schweinen und Rindern.
- E 901 – Bienenwachs, weiß und gelb: Füllstoff, Trägerstoff, Trennmittel, Überzugsmittel, beispielsweise in Schokolade, Süßwaren, Nüssen, Kaffeebohnen, Nahrungsergänzungsmitteln oder als Überzugsmittel von Äpfeln, Birnen, Ananas, Melonen, Zitrusfrüchten und Pfirsichen.
- E 904 – Schellack: Überzugsmittel, Ausscheidungen von Gummischildläusen.
- E 966 – Lactit: Süßungsmittel, beispielsweise in Süßspeisen, Süßwaren, Senf, Soßen oder Kaugummi; wird aus Lactose (Milchzucker) gewonnen.

Mich hat die Liste damals echt überfordert, weil sie so umfangreich wirkte. Die gute Nachricht an dieser Stelle lautet, dass man sehr schnell ein Auge dafür entwickelt und die Zusatzstoffe sind meist in offensichtlich nicht veganen Lebensmitteln enthalten. Ich weiß noch, wie ich damals mit Nadine einkaufen ging und wir uns gefühlte Ewigkeiten gegenseitig Produkte zum Vegan-Check reichten. Wie gesagt, heute dauert das nur wenige Sekunden.

Nervig wird es, wenn Hersteller veganer Produkte plötzlich auf die Idee kommen, nach einer gewissen Zeit ihre Produkte zu „entveganisieren". Nehmen wir Pringles, diese Stapelchips in der Dose mit dem komischen Männchen als Maskottchen. Die originalen und ein paar wenige Sorten der Marke sind vegan. Sprich, wenn ich Bock auf Stapelchips habe, werde ich hier zugreifen. In Großbritannien wurde diese Rezeptur nun verändert und die Chips enthalten plötzlich Milch. Die Gründe sollen wohl mehr Produktionseffizienz und die Reduzierung von Lebensmittelabfällen sein. Ob das in Deutschland auch so passieren wird, ist unklar. Für mich sind solche Veränderungen maximal nervig.
Gleiches gilt für die bekannten Lebkuchen von Weiss, die diese lustigen Herz-, Brezel-, und Sternformen haben. Die mit Zartbitter-Schokolade waren schon vegan, bevor ich überhaupt daran gedacht habe, meine Ernährung umzustellen und dementsprechend hatte ich sie auch schön fleißig weiterempfohlen. Bis ich in der Adventszeit 2021 plötzlich viele empörte Nachrichten erhielt, dass das Vegan-Logo auf der Verpackung fehlte. Ich recherchierte daraufhin und fand heraus, dass die gestiegene Nachfrage angeblich die Ursache gewesen sei, die wiederum ein zweites Produktionswerk notwendig gemacht hatte. So weit, so gut. Aufgrund technischer Gegebenheiten sei es nicht möglich, dort dasselbe Rezept wie im Ursprungswerk zu verwenden, sodass diese Lebkuchen nicht mehr vegan seien. Die Produktion im ersten Werk würde aber weiterlaufen, daher sollte es auch weiterhin die vegane Variante geben. Das hatte in der Praxis das Ergebnis, dass der eine Supermarkt die vegane Variante vorrätig hatte und der andere nicht. Maximal verwirrend, aber mit solchem Gedöns wird man halt als Veganer:in konfrontiert.

Vielleicht passt die Europäische Vegetarier-Union irgendwann dieses dämliche Vegan-Label so an, dass man vegetarisch und vegan deutlich besser unterscheiden kann. Das wäre schon mal ein echter Schritt für schnell geplatzte Hoffnungen, danke! Euer Philipp Steuer und Community!

VEGAN IST NICHT AUTOMATISCH GESUND

Lassen wir jetzt mal all die Schwierigkeiten bei der Beschaffung oder dem Aufspüren veganer Lebensmittel beiseite, denn das hat sich damals recht schnell und gut eingependelt und die Einkäufe waren nach kurzer Zeit gar nicht mehr so ätzend und zeitaufwendig wie zuvor. Viel spannender ist doch die Tatsache, wie sich der ernährungstechnische Wandel entwickelte.

Zu Beginn war ich noch sehr euphorisch gewesen. Ich kaufte frisch ein und kochte ebenso frisch viele verschiedene Rezepte. Es durfte auch mal länger dauern, schließlich war es Essen mit gutem Gewissen. Doch der Mensch ist dafür bekannt, über die Zeit gerne an Motivation einzubüßen und wieder bequem zu werden. Ja, ich könnte mich jetzt in die Küche stellen, mich mit Tofu und Co. auseinandersetzen und mir mein Sojaschnitzel selbst machen ODER aber ich kauf es direkt fix und fertig in der Verpackung, sodass es nur noch angebraten werden muss. Dazu passen ein großer Spritzer vegane Mayo, Fertigknödel und Rotkohl aus dem Glas. Das schmeckt in der Tat megalecker und ich esse heute auch noch gerne mein Fast Food. Irgendwann griff ich jedoch vermehrt zu veganen Fertigprodukten, statt selbst zu kochen, weil die Hersteller sehr viele neue Produkte in die Läden brachten und ich einfach ein „Aus-Neugierde-Esser“ bin.

Ich fühlte mich schlapper als in den Anfängen meiner Veganisierung, verspürte mehr Hunger und brachte mehr Gewicht auf die Waage – erst recht, als sich das vegane Schokoladenangebot verbesserte und ich richtig kräftig zulangte, da ich Süßkram einfach über alles liebe.

Eine ähnliche Erfahrung machte ein guter Freund von mir. Er war 2021 durch meine Online-Veganuar-Aktion (falls du das noch nicht kennst, schau einfach auf www.veganuar.de vorbei!) vegan geworden und tatsächlich geblieben. Alles lief super, seine Blutwerte verbesserten sich und er fühlte sich gesünder. Nach einem Jahr aber hob sein Arzt bei einer erneuten Kontrolle mahnend den Zeigefinger und verwies auf verschlechterte Blutwerte, die tendenziell der Zeit ähnelten, in der mein Bekannter noch tierische Produkte gegessen hatte. Denn vegan ist nicht automatisch gesund.

Wir hatten beiden denselben Fehler gemacht: „Vegan, das muss doch automatisch gesund sein. Oder nicht?!" Um es vorwegzunehmen: Nein, denn ich kann mich auch nur von Pommes und Cola ernähren und bin damit vegan. Ist das gesund? Nein, natürlich nicht! In dieser Kombi wird man sich selbst auf Dauer von innen konservieren.
Spaß beiseite und ich möchte mich hier noch mal wiederholen: Vegan bedeutet nicht automatisch gesund. Vegane Schnitzel haben eine fette Panade mit ordentlich Kalorien. Andere Alternativprodukte sind stark verarbeitet und besitzen wenig vom Guten und viel vom Schlechten, vereinfacht ausgedrückt. Es kommt selbstverständlich immer aufs Produkt an. Stand 2022 ist es sehr einfach, sich ausschließlich durch veganes Fast Food zu ernähren und das KANN genauso ungesund sein wie tierisches.

Sollten wir somit veganes Fast Food und Fertigprodukte meiden? Nein, das ist nicht zwingend notwendig, wenn wir sie sinnvoll in eine ausgewogene Ernährung integrieren. Ich bin kein Freund von Verzicht und habe selbst verschiedenste vegane Fertigprodukte im Kühlschrank vorrätig. Aber ich kombiniere sie mittlerweile mit Gemüse, Hülsenfrüchten und anderen wichtigen Bestandteilen der veganen Ernährungspyramide. Ebenso hole ich mir nach der Krabbelstunde meines Sohnes sehr gerne auch einen großen veganen Döner oder einen veganen Dönerteller. Somit fehlt es mir an nichts. Wenn ich Heißhunger habe, dann erlaube ich mir das auch.

Wie du das am Ende handhabst, ist voll und ganz deine Entscheidung. Mach nur nicht den gleichen Fehler wie mein Bekannter und ich und geh davon aus, dass vegan automatisch gesund bedeutet. Fast Food bleibt Fast Food. Leider!

WENN DER KÄSE FEHLT

Es gibt eine Sache, die mir bei der Veganisierung extrem schnell gefehlt hat, das war Käse. Dabei kann ich mich nicht mal als ein großartiger Gourmet bezeichnen. Ich fand einfach immer 'ne stumpfe Scheibe Gouda auf dem Brot fantastisch. Dann natürlich Feta. Ofenkäse. Raclettekäse. Streukäse. Das war's auch schon. Meine Frau Nadine hingegen war da schon tiefer drin und er fehlte ihr zu Beginn extrem. Im Rahmen einer Instagram-Umfrage in meinen Storys fragte ich die Community, was für ein tierisches Lebensmittel ihnen bei der veganen Ernährung fehlen würde. Ratet mal! Mehr als 85 % schrieben: Käse.

Ich dachte mir damals erst, dass es zum Käse sicher gute vegane Alternativen gibt, wenn man schon im Asialaden in die Form einer halben Ente gepresstes Soja mit angedeuteter Pelle finden kann. Die Wahrheit tut weh: Es gibt zwar mittlerweile ein reichlich großes veganes Käseangebot, aber gefühlt kommt bis heute nichts an die tierische Variante ran.
Wusstest du, dass Käse eine echte Sucht sein kann? Mehrere Studien versuchten bereits, dies zu belegen. Mein Lieblingsartikel titelte:

Wie harte Drogen: Käse kann süchtig machen!

Oha! Aber warum?

Das fanden Forscher der University of Michigan heraus. Sie zeigten in ihrer Studie auf, dass Käse ein hohes Suchtpotenzial hat – ähnlich wie Heroin, was zu den harten Drogen zählt. Das liegt an dem im Käse enthaltenen Stoff Casomorphin. Er wird gebildet, wenn das Milchprotein Kasein im Magen verdaut wird. Anschließend stimuliert es die Rezeptoren im Hirn, Dopamin wird ausgeschüttet und wir fühlen uns super!
Vor allem in Käse ist die Konzentration hoch, da für ein Kilogramm etwa die zwanzigfache Menge Milch benötigt wird. Analogkäse kickt hier wohl noch mal mehr, da die Hersteller in Sachen Fette und raffinierte Kohlenhydrate richtig Gas geben.

Also ist Käse jetzt gleich Heroin? Aus wissenschaftlicher Sicht ist das umstritten, die Studienlage überschaubar und ich würde nicht sagen, dass er wirklich süchtig wie Drogen macht. ABER: Das Casomorphin kann Glücksgefühle auslösen, wenn wir Käse essen, was wiederum logisch ist, da es eigentlich dafür sorgen soll, dass das Baby gerne Milch trinkt. Wäre ja auch blöd und maximal lebensgefährdend in der Natur, wenn die (Mutter-)Milch nicht schmeckt.

Ich fragte Ernährungswissenschaftler:innen und alle waren sich einig: Käse schmeckt uns auch deshalb so gut, weil er Fette und sehr viel verstecktes Salz enthält. Physiolog:innen vermuten, dass beim Menschen eine neuronale Kontrollschleife im Gehirn beim Essen von Salz positive Empfindungen und Vergnügen auslöst.
Diese ganzen Infos waren mir vorher in keiner Weise bekannt, aber nun verstand ich auch, warum uns Käse so fehlt: weil der Mensch mit Käse ein Lebensmittel erschaffen hat, das unsere Geschmacksknospen zum Explodieren bringt. Das liebt unser Gehirn natürlich und möchte gerne mehr da von. Es ist vergleichbar mit Zucker, der ebenfalls positive Gefühle auslöst und uns zum Essen animieren soll und auch tut, wenn ich allein nur an mich denke.
Diese Erkenntnis half uns damals tatsächlich und ich inkludierte einfach mehr Hefeflocken in Soßen oder als Topping, die eine würzige, käseähnliche Geschmacksnote mit ins Essen bringen. Zudem sind die veganen Käsealternativen durchaus solide und in Sachen Haptik kommen sie tierischem Käse schon nahe.

Sollte dir Käse auch sehr fehlen, dann denk daran: Dein Gehirn manipuliert dich einfach nur und andere vegane Lebensmittelväter oder -mütter haben auch schöne Fette und raffinierte Kohlenhydrate.

ALLES UND JEDER DA DRAUSSEN WILL MICH UMBRINGEN

Genug zu Studien und Theorien, zurück in die echte Welt! Sich zu Hause vegan zu ernähren und es draußen auch zu tun, das sind im Jahr 2022 zwei komplett unterschiedliche Welten, vor allem in Deutschland und umso mehr, je ländlicher du wohnst.

Ich komme zwar vom Land, lebe aber zum Glück in der Nähe von Köln und zur Zeit meiner Veganisierung sogar recht nahe dem Kölner Zentrum. Als Außenstehender hätte ich vermutet, dass das definitiv das Schlaraffenland sein müsste, weil dort in der Stadt gefühlt alle vegan leben. Oder nicht? Nein, weit gefehlt! Das fängt schon mal beim Einkaufen an. Der eine Rewe hat den neuesten veganen Kram auf dem Markt, bei dem zwei Straßen weiter zucken die Mitarbeiter:innen mit den Schultern, wenn man sie nach Tofu fragt. Das ist ja alles noch planbar, wenn ich selbst die Initiative übernehme und kochen will, aber sobald es in ein Restaurant geht, wird es abenteuerlich.

Ich war damals zu einem Geschäftsessen eingeladen und mein Gastgeber hatte sich dafür eine etwas gehobenere Lokalität ausgesucht. Nun, ich vermutete, dass man dort sicher eine breitere Auswahl an Ernährungsweisen unterstützen würde. Als ich auf die Karte schaute, fand ich exakt zwei vegetarische Gerichte, beides Salate. Sonst nichts. Überall waren tierische Bestandteile inkludiert. Mir war es ein wenig unangenehm, da ich nicht auffallen oder gar meinen Gastgeber vor den Kopf stoßen wollte. Mit freundlichem Lächeln fragte ich den Kellner, ob sie auch vegane Gerichte in der Küche hätten, woraufhin er mich erst erstaunt anschaute, dann mit gerunzelter Stirn sagte, dass sie „so etwas“ hier eigentlich nicht machen würden.

Ich verwies ihn auf die Salate und fragte, ob er denn wenigstens in der Küche fragen könne, ob sie mir das Ganze einfach mit Öl und Essig zubereiten könnten. Er nahm meinen Wunsch entgegen und kam später tatsächlich mit einem Salatteller und gebratenem Gemüse wieder – inklusive Öl und Essig. Es schmeckte ganz okay, war aber definitiv nicht so ein Erlebnis wie das üppige Mahl meines Gastgebers.
Das war und ist auch kein Einzelfall. Vegane Gerichte sind bis heute Mangelware und du findest sie selten bis gar nicht auf den Speisekarten der meisten Restaurants. Viele wissen nicht einmal, was vegan ist und bringen dir dann dennoch eine Pizza mit Käse überbacken, obwohl vorher darauf hingewiesen wurde. Das gehört dazu, ist aber sehr ermüdend und macht das Überleben als Veganer:in draußen in der Welt schwieriger.

Ein anderes Mal waren wir bei einem Familienessen mit Catering. Beim Caterer wurde groß und breit erwähnt, dass vegane Optionen gewünscht sind. Und was soll ich sagen? Es gab Gemüse. Aber Rahmgemüse und die Soße war üppig über alles verteilt, sodass es ein Mission-Impossible-Akt wurde, die Fitzelchen ohne die nicht vegane Soße zu erwischen. Aus den eigenen Familienreihen gab es dann natürlich auch den Hinweis, „dass man sich doch nicht so anstellen solle, es sei ja nicht viel". Ich verstehe die Herangehensweise. Aber hätte ich eine krasse Nussallergie, würde auch niemand sagen: „Naja, ist ja nur ein bisschen, was soll schon passieren?"

Heutzutage haben zum Glück die großen Ketten wie McDonald's, Burger King, Subway oder Nordsee angezogen und bieten mittlerweile pflanzliche Alternativen an. Es ist Besserung in Sicht!

Ein Essensbereich, der immer noch gefühlt im Mittelalter lebt, sind Bäckereien, sehr zu meinem eigenen Leidwesen. Vor meiner veganen Zeit habe ich dort immer ordentlich zugegriffen, vor allem bei den Teilchen. Aber heute? Da ist das höchste der Gefühle eine Laugenbrezel, die nicht mit Schweineschmalz eingepinselt wurde, damit sie so schön glänzt. Umso mehr freue ich mich immer, wenn Bioläden eine kleine Backtheke haben, weil ich zumindest hier leckere vegane Teilchen finde. Bei uns in Köln ist die Bäckerkette Kamps noch ganz gut mit ein paar veganen Optionen vertreten, aber das war es dann auch schon. Ich hoffe, dass dieses Buch hier auch bei dem:der einen oder anderen Bäcker:in unter euch für ein Umdenken sorgt, denn ihr würdet damit nicht nur mich, sondern auch sehr viele andere Menschen glücklich machen.

Ebenfalls ein veganes Niemandsland sind Raststätten. Mittlerweile mache ich mir sogar den Spaß, bei jeder Raststätte, an der wir halten, Ausschau nach veganem Essen und Produkten zu halten. Es hat sich seit fünf Jahren definitiv nichts oder sehr wenig getan. Allgemein habe ich das Gefühl, dass dort die Zeit irgendwie stehengeblieben ist oder sie von einer Zeitverschiebungszone von vor zwanzig Jahren umgeben ist, die aktiviert wird, wenn man durch die Eingangstür tritt.

Aber hey, es gibt dort ja noch für den Notfall Oreos.
Oder Mr. Tom.
Oder Mon Chéri.
HILFE! ;-)

PHASE #5
VERÄNDERUNG

Nach der anfänglichen Ablehnung, dem steigenden Interesse und der Euphorie des Umbruchs folgte – wie aufgezeigt – bei mir der lange Weg der Ernüchterung, der mich an vielen Stellen echt frustrierte. Und wenn ich mir so die ganzen Herausforderungen aus Phase 4 noch mal durchlese, dann wundert es mich fast selbst, dass ich es in Phase 5 geschafft habe: die nachhaltige Veränderung meiner Ernährung.

Vermutlich gibt es da draußen auch Menschen, die sich eisern von heute auf morgen für die Veganisierung entscheiden und das dann auch durchziehen. Ich gehörte nicht dazu und ich weiß auch, dass es sehr vielen da draußen genauso geht und sie im Großen wie im Kleinen mit der Umstellung ihrer Ernährung hadern. Doch die Veränderung ist lohnenswert und für mich etwas, was ich nicht mehr missen möchte. Denn ich fühle mich besser denn je.

WARUM ICH ES MIR DENNOCH ANGETAN HABE

Zum einen liebe ich die Herausforderung. Wenn mir jemand sagt, dass ich Sache X nicht schaffe, dann bin ich sofort doppelt motiviert und tue alles, um das Gegenteil zu beweisen. Ich bin damals auch direkt drei Marathons in einem halben Jahr gelaufen – zu der Zeit schon vollständig vegan –, weil ich einfach schauen wollte, wie weit ich mit meinem Körper gehen kann. Und tatsächlich: Ich habe alle geschafft und wurde sogar von Mal zu Mal schneller. Danach bin ich keinen Marathon mehr gelaufen, weil für mich der Glanz fehlte und ich für mein großes Ziel – einen Ultramarathon über 50 Kilometer zu laufen – meinen Körper in Sachen Kraft und Beweglichkeit deutlich mehr hätte trainieren müssen. Hierfür fehlte mir aber witzigerweise die Muße. Meine Ernährung umzustellen, war da deutlich einfacher. Warum?

Weil ich neben meinem persönlichen Ehrgeiz auch den Gerechtigkeitsfanatiker in mir auslebe. Schon in der Schule habe ich versucht, die, die ausgegrenzt wurden, irgendwie mit in die Gruppe zu holen. Weil es doch nicht gerecht ist, jemanden auszuschließen, nur weil er vielleicht ein bisschen anders aussieht oder eine sonderbare Art hat. Ich finde Mobbing fürchterlich, habe mich davon distanziert und wurde am Ende selbst einige Jahre in der Schule gemobbt. Aber meine Werte sind mir einfach heilig. Und dennoch war ich viel zu lange blind, welche Ungerechtigkeiten wir anderen Lebewesen antun. Jeden Tag. Jede Minute. Auch in dieser Sekunde wird irgendwo von uns Menschen einem anderen Lebewesen Leid angetan, einfach weil wir denken, dass wir über den Tieren stehen.

Ich erfuhr, dass sich diese Anschauung Speziesismus nennt. Was ist das genau? Dafür möchte ich zunächst zwei andere Begriffe definieren:

Wir sprechen von Sexismus, wenn wir die Benachteiligung aufgrund des Geschlechts meinen. Wenn wir von Rassismus reden, geht es um die Benachteiligung aufgrund von Herkunft oder Ethnie. Und nun möchte ich

dir gern den Begriff Speziesismus näherbringen, der die Benachteiligung aufgrund der Spezies bezeichnet. Das bedeutet im Klartext: Wir als Menschen bestimmen aufgrund unserer höheren Entwicklung, welche Spezies zu unseren Freunden gehört (Hunde, Katzen, Haustiere allgemein) und welche ausgebeutet werden darf.
Das bestätigte mir auch ein Interview, das ich einmal in Japan führte. Ich war für einen Dreh mit meiner Frau in Tokio und im Rahmen einer kleinen YouTube-Reportage interviewte ich verschiedene japanische Bewohner:innen zum Leben vor Ort. Es waren leichte, aber auch ernste Themen und auf meine Frage, ob es denn wirklich notwendig sei, Jahr für Jahr die armen Delfine und Wale zu jagen, bekam ich die Gegenfrage, ob es denn notwendig sei, Schweine und Rinder so zu behandeln, wie wir es in Deutschland tun. Diese Gegenfrage war so simpel wie mächtig und hämmerte sich in meinen Verstand ein. Ob Schweine oder Delfine, Rinder oder Wale: Wir Menschen haben irgendwann angefangen, systematisch andere Lebewesen zu unterdrücken und auszubeuten. Und das in einem Zeitalter, in dem überhaupt keine Notwendigkeit dafür besteht. Doch die Gesellschaft hat es normalisiert und die Industrie tut mit Werbekampagnen und bunten lustigen Verpackungen alles dafür, dass wir diese Ungerechtigkeit vergessen oder noch besser: gar nicht erst wahrnehmen. Wäre es ein ehrlicher, aufrichtiger und vor allem fairer Vorgang, dann könnte man einen Blick in die Schweinetransporter werfen, die man auf der Autobahn überholt. Aber nein, bis auf ein paar kleine Lüftungsschlitze und vereinzelte Steckdosennasen sehen wir nichts, weil wir es nicht sehen sollen und auch nicht sehen wollen. Diese Ungerechtigkeit macht mich manchmal sehr wütend und ich würde gerne meine Mitmenschen wachrütteln, damit wir gemeinsam

alle hier und jetzt diese sprichwörtliche Schweinerei beenden. Aber nur wachzurütteln würde vermutlich nichts bringen. Zwang und Druck führen lediglich zu Gegenwehr und damit genau zum Gegenteil dessen, was ich beabsichtige. Ich brauche mir da nur an meine eigene Nase zu fassen und mich an die Zeit erinnern, in der mich Veganer:innen maximal mit ihrem Aktionismus genervt haben.

Stattdessen versuche ich, als Vorbild voranzugehen und der Veganer zu sein, den ich mir damals in meiner persönliche Phase 1 der Veganisierung gewünscht hätte. Offen, hilfsbereit und vor allem ohne erhobenen Zeigefinger.

Diese Werte und Vorstellungen bilden die Grundlage meiner Social-Media-Präsenz. Auf YouTube teste ich in Videos neue vegane Produkte und zeige meine Einkäufe. Auf Instagram poste ich nahezu täglich simple vegane Gerichte, die jeder Mensch nachkochen kann, ganz ohne exotische Zutaten. Ab und zu teile ich auf Twitter Zitate und Nachrichten bzw. Entwicklungen zum Thema Veganismus. Das Feedback ist zu 99,9 % positiv und mir schreiben täglich andere Menschen, dass ich ihnen geholfen habe, vegan zu werden oder sich zumindest veganer zu ernähren. Über 300 000 Menschen sind es mittlerweile und die Wachstumskurve zeigt steil nach oben. Das freut mich wirklich sehr, dass ich via Social Media meinen Beitrag dazu leisten kann, dass andere Menschen weniger Tiere essen und verstehen, dass es Zeit für Veränderung ist.

DER GESUNDHEIT UND DER UMWELT ZULIEBE

Wie du vielleicht merkst, sind die Tiere und die Gerechtigkeit meine Hauptmotivation, denn sie sind nun mal auch die wahren Opfer. Jetzt kann es natürlich auch sein, dass du das anders siehst und einfach keinen wirklichen Bezug zu anderen Lebewesen hast. Deshalb möchte ich dir noch zwei weitere Argumente mit auf den Weg geben, die für die vegane Ernährung sprechen können.

Die Gesundheit

Hier gibt es extrem viele unterschiedliche Infos, Studien und Meldungen. Manche Leute glorifizieren die vegane Ernährung und betrachten sie als ultimative Möglichkeit, gefühlt für immer zu leben und nie krank zu werden. Andere verteufeln das Weglassen tierischer Lebensmittel und prophezeien einen schnellen Tod, bedingt durch zu wenig Proteine. Ich mag dieses Schwarz-Weiß-Denken nicht.

Was bisher gewiss ist: Langfristig empfehlen Studien die Umstellung auf vegane Ernährung als effektives Mittel gegen Übergewicht. Mit keiner anderen Diät verloren Proband:innen mehr Kilos. Weil Verzicht auf tierische Produkte zu geringerem Körpergewicht, niedrigerem Blutdruck und besseren Blutfettwerten führt, kann sich vegane Ernährung auch als Therapie für bestimmte chronische Krankheiten wie rheumatoide Arthritis eignen.

Für die Behandlung von Diabetes, das zeigen Untersuchungen aus den USA, ist die pflanzenbasierte Ernährung – etwa bei der Kontrolle des Blutzuckers und der Blutfettwerte – sogar wirksamer als eine konventionelle

Ernährungstherapie. Dadurch kann die Dosis an Medikamenten, die den Blutzuckerspiegel regulieren, oft deutlich reduziert werden. Zudem verbessert die vegane Kost auch Blutzirkulation und Schmerzempfinden bei Patient:innen, die unter diabetestypischen Nervenschäden leiden.

Auch präventiv scheint der Verzicht auf alle tierischen Produkte zu wirken: Vor Typ-2-Diabetes und Herz-Kreislauf-Erkrankungen, die oft durch Übergewicht und Bluthochdruck entstehen, sind Veganer:innen möglicherweise noch besser gefeit als Vegetarier:innen. Besonders Männer profitieren von diesem Schutzeffekt, wie US-Forscher:innen in einer Auswertung mehrerer Langzeitstudien festgestellt haben.

Bei diesen positiven Erkenntnissen spielt zum einen der Faktor KANN in meinen Augen eine große Rolle. Ja, eine vegane Ernährung KANN das alles begünstigen, aber auch nur dann, wenn sie nicht zum Großteil aus veganen Fertigprodukten besteht, sondern du dich entsprechend frisch und ausgewogen ernährst. Was mir in diesem Zusammenhang aufgefallen ist: Seit meinem Start als Veganer esse ich achtsamer als zuvor. Vor dieser Zeit habe ich eigentlich nur für das Mindesthaltbarkeitsdatum auf die Rückseite einer Produktverpackung geschaut, heute mache ich das nicht nur deshalb, um sicherzugehen, dass es wirklich vegan ist, sondern auch, um mir die genauen Zutaten anzusehen. Ich empfehle dir so oder so, das mal öfter zu machen. Du wirst dich wundern, was da teilweise für Kram untergemischt wird, wie zum Beispiel Milchpulver in Kartoffelchips, weil es billiger als Industriezucker ist.

Die Umwelt

Dabei wäre es durchaus sinnvoll, bei der Auswahl der Lebensmittel darauf zu achten, wie sehr ihre Herstellung die Umwelt belastet. Immerhin hat die Ernährung einen Anteil von 15 bis 20 % an den von uns ausgestoßenen CO2-Emissionen bzw. deren Äquivalenten. Im Jahr sind das fast 190 Millionen Tonnen (!) des schädlichen Treibhausgases, die aufgrund der Produktion unserer Lebensmittel allein in Deutschland ausgestoßen werden, so eine Rechnung des Öko-Institut e. V. in Berlin. Bezieht man neben den Treibhausgasemissionen in die Kalkulation noch weitere Umweltwirkungen, wie etwa die Belastung von Böden durch den Einsatz von Pestiziden und Kunstdünger, mit ein, ist die Bilanz noch schlechter. So benötigt die Produktion von Fleisch und Milch etwa drei- bis siebenmal mehr Fläche als der Anbau für pflanzliche Ernährung, sagt die Forschungs- und Beratungseinrichtung.

Da bei mir ganz klar die Tierethik als wichtigster Punkt für die Veränderung gilt, möchte ich auch gar nicht zu innig auf die beiden genannten Gründe eingehen. Es gibt aber noch einen weiteren Grund: Medizin und Umwelt sind einfach sehr komplexe Themen und eine Studie ist nicht gleich automatisch DIE einzige Wahrheit. Ob eine Studie aussagekräftig ist, hängt wiederum von zahlreichen Faktoren ab, wie etwa der Anzahl der Teilnehmer:innen, der Laufzeit, den durchführenden Personen usw. Oft werden Studienergebnisse gar nicht wirklich hinterfragt, sondern man nimmt eine Aussage, die einem gefällt und verbreitet sie. Dieses „Cherry Picking“ ist nichts Neues und passiert überall. Was ich daran kritisch sehe: Wenn ich auf Basis einer Erkenntnis für den Veganismus argumentiere, es sich aber herausstellt, dass das Ergebnis zum Teil nicht richtig oder gar komplett falsch

ist, dann stehe ich als Trottel da. Nehmen wir eine beliebte Aussage, die für die vegane Ernährung und gegen Fleisch spricht: der Wasserverbrauch. In 1 Kilogramm Rindfleisch stecken im globalen Durchschnitt 15 415 Liter, in 1 Kilogramm Schweinefleisch 5988 Liter und in 1 Kilogramm Geflügelfleisch 4325 Liter Wasser. Das ist ganz schön viel, oder? In eine herkömmliche Badewanne passen etwa 150 bis 180 Liter, das heißt, für 1 Kilogramm Rindfleisch werden 85–100 Badewannen voll Wasser verschwendet. Ein ganz schön schlechter Wasser-Fußabdruck, oder? Ja und nein. Es klingt dramatisch, was aber kaum jemand macht, ist, dabei zu hinterfragen, wie sich diese 15 000 Liter zusammensetzen. Wenn wir fragen, finden wir folgende Antwort:
Der Wasserfußabdruck unterteilt Wasser in drei Kategorien: grünes, blaues und graues Wasser. Das sogenannte grüne Wasser steht für den Niederschlag. Das blaue Wasser repräsentiert die Wasserreserven aus Grund- und Oberflächenwasser und damit auch Trinkwasser, das für die Nutztiere sowie zur Bewässerung der Ackerflächen genutzt wird, und das graue Wasser leitet die Abwässer ab und bereitet sie wieder auf.

Von den 15 000 Litern für 1 Kilogramm Rindfleisch sind etwa 90 % grünes Wasser, also Niederschlag. Ziehen wir die ab, sind wir „nur" noch bei 1500 Litern, was aus ehemals 85–100 Badewannen Wasser „nur" noch 8–10 macht. Das ist ein verdammt großer Unterschied.
Gleiches macht aber auch die „Gegenseite", also die Fleischindustrie, die Studien finanziert, um dann die einseitigen Ergebnisse für sich zu nutzen. Lerne, Studien zu lesen. Dann kannst du erkennen, wie aussagekräftig sie wirklich sind.

Natürlich kannst du dich tief in die Themen eingraben und dir Expertenwissen aneignen, um auf die nächste Stammtischdiskussion perfekt vorbereitet zu sein. Wenn dir aber wie mir die Zeit fehlt, dann ist es verdammt schwer, alleine die Ergebnisse einer Studie zu bewerten. Und sollten wir dann das Ergebnis einer Studie – bei der uns die Zeit für die volle Betrachtung fehlt – wirklich als Argument und Munition für eine mögliche Diskussion nutzen, obwohl der andere womöglich auf einen Blick erkennt, dass es nur Platzpatronen sind, weil er viel mehr Ahnung vom Thema hat? Dumm gelaufen.

Du siehst hier hoffentlich das Dilemma, von dem ich mich persönlich gerne fernhalte und wieder mit der Tierethik argumentiere: Ich möchte nicht, dass meinetwegen andere Lebewesen Ausbeutung oder Grausamkeiten ausgesetzt sind. Dagegen lässt sich deutlich schwieriger argumentieren, da das Töten und die Ausbeutung von Lebewesen schlicht die Basis tierischer Lebensmittel bildet. Ich für meinen Teil habe nämlich noch nie eine Kuh freiwillig lachend in den Häcksler laufen sehen und das Argument „Sie hatten ja ein gutes Leben" ist dahingehend komplett widerlegbar, dass es die Gegenfrage aufwirft, wieso man das gute Leben dann beenden MUSSTE? Ich habe auch ein gutes Leben und fände es extrem schade, morgen den Löffel abzugeben, weil der Häcksler auf mich wartet.

Worauf ich hinauswill: Der Grund für deine Veganisierung kann die Tierethik, die Gesundheit, die Umwelt, alles davon, nichts davon oder etwas komplett anderes sein. Das ist erst mal egal, solange der Grund für dich Sinn ergibt, dich motiviert und durch die Umstellungsphase bringt.

Die Erfahrungsberichte aus der Community zeigen: Mit dem Argument der Tierethik sind mögliche Diskussionen schneller beendet, als wenn man Aspekte der Umwelt oder Gesundheit aufführt.
Für welchen Grund du dich auch entscheidest: Such dir etwas, das in dir den Wunsch der Veränderung hervorruft. Alles andere kommt mit der Zeit.

WIE MEIN LEBEN HEUTE AUSSIEHT

Würde ich durch einen Fehler in der Matrix in der Zeit zurückreisen und durch Zufall auf mein damaliges nicht veganes Ich vor dem Döner-Laden treffen, würde sich sehr wahrscheinlich ein lustiges Gespräch ergeben. Also mal unabhängig von der Tatsache, dass ich maximal ausflippen würde, weil die ganzen Science-Fiction-Filme am Ende doch recht hatten. Aber das würde ich mir vor mir selbst nicht anmerken lassen und cool bleiben. Das Gespräch läuft in meinem Kopf so ab:

Hey Vergangenheits-Philipp, ich komme aus der Zukunft!

Ähm ja, hallo. Maximal komische Situation, aber wo du schon mal da bist: Bin ich noch immer mit Nadine zusammen?

Selbstverständlich! Du hast sogar ein Kind mit ihr.

Wahnsinn! Der FC Bayern hat nicht zufälligerweise auch das Sextuple geholt?

Ja, aber ich sag dir nicht, wann.

Okay, gibt's noch was, was sich gravierend geändert hat?

Och, geht, du wirst zum Veganer und anderen Menschen dabei helfen, ebenfalls weniger bis gar keine Tiere mehr zu essen.

Ich wusste, dass das hier nicht echt ist.
WO IST DIE KAMERA?!

So oder so ähnlich würde es ablaufen, weil ich zu der Zeit einfach viel zu viele Tiere gegessen habe und nicht offen war, mich selbst und meine Ernährung zu hinterfragen. Mein Leben heute sieht im Vergleich zu damals so viel anders aus und der Veganismus hat für mich einen großen Anteil an dieser Veränderung.

Rein von der Reichweite her gehört mein Instagram-Profil im Bereich vegane Ernährung mittlerweile zu den erfolgreichsten in Deutschland. Meine Video-Rezepte werden im Schnitt zwischen 100 000- und 500 000-mal angesehen, mir folgen über 120 000 Menschen dort und über 220 000 auf

YouTube. Auch hier werden meine Rezept- und Einkaufsvideos bis zu 250 000-mal angesehen. Ich habe ein eigenes veganes Kochbuch und ein gemeinsames veganes Koch- und Backbuch mit meiner Frau in meinem Lieblingsverlag veröffentlicht. Dafür bin ich – und meine Frau Nadine – so unfassbar dankbar, dass unsere Arbeit derartige Wertschätzung erfährt.

Doch wir werden an der Stelle einen Scheiß tun und aufhören, denn die Veganisierung Deutschlands schreitet langsam, aber sicher voran. Jeden Tag bekommen wir zahlreiche Nachrichten von Menschen, die sich vegan ernähren möchten – oder es schon tun – und auf der Suche nach einer passenden pflanzlichen Alternative für ein Produkt X sind. Das ist so verrückt, was sich in den letzten Jahren getan hat und Nadine und ich geben unser Bestes, so vielen Menschen wie möglich zu helfen.

Denn über die Zeit sind uns auch die Tiere noch stärker ans Herz gewachsen. Nadine streamt regelmäßig auf der Streamingplattform Twitch und hat dort zuletzt im Januar 2022 gemeinsam mit ihrer Community genügend Spenden gesammelt, um eine Jahrespatenschaft für einen Bullen auf einem Gnadenhof abzuschließen. Der Hof „Erika & Friends" wird von einem ehemaligen Milchbauern und seiner Frau geführt, der aus dem System rauswollte und sich seitdem um von der Industrie „ausrangierte" Rinder kümmert.

Nadine und ich haben auch verschiedene Unternehmen gegründet, die im Kern alle vegan sind und unterschiedliche Produkte anbieten. Du siehst schon: Vegan ist für uns mittlerweile mehr als nur noch Essen, vegan ist für uns einer der Kernwerte unseres täglichen Lebens geworden. Wir wollen mit unserem Tun dafür sorgen, dass mehr Tiere leben können und andere Menschen entsprechend alternative Möglichkeiten kennenlernen.

Wo wir schon beim Lernen sind: Ich habe lange gedacht, dass vegane Ernährung Verzicht bedeutet und dass mir etwas fehlen würde. Wichtig ist hier, dass Sprache Realität schafft und wenn ich immer davon sprechen würde, dass ich auf etwas verzichte, dann klingt es negativ und ich nehme es auch so wahr. Statt zu sagen: „Ich verzichte auf Fleisch!", sage ich „Ich entscheide mich für eine pflanzliche Alternative" und dadurch wird deutlich, dass die Entscheidung bei mir liegt und ich nach wie vor frei bin.

Unser Alltag unterscheidet sich vom Essen her dabei aber kaum von dem unserer Freund:innen, die sich nicht vegan ernähren. Ich bin als Koch bei uns auch für den Einkauf zuständig und den verrichte ich ganz langweilig im Supermarkt und manchmal auch im Biomarkt. Du kannst aber auch auf einen Wochenmarkt oder in einen Hofladen gehen.
Nur für mich ist das nichts. Den Großteil meines Einkaufs hole ich mir bei Rewe oder Edeka, da beide – zumindest während ich das hier 2022 schreibe – ein modernes veganes Sortiment haben, das stetig wächst. Kaufland ist auch unfassbar gut bestückt, aber etwas weiter weg und irgendwie verlaufe ich mich in den großen Hallen immer oder vergesse, wo ich meinen Einkaufswagen hingestellt habe. Auf Discounter-Ebene haben ALDI, LIDL, Netto und Penny ebenfalls mit Eigenmarken aufgestockt. Hier unterscheidet sich die Verfügbarkeit des veganen Angebotes aber sehr deutlich von Filiale zu Filiale. Ich habe schon in Köln direkt in einem Discounter nur

Natur-Tofu und im ALDI ein Dorf weiter aber die volle vegane Bandbreite vorgefunden. Lass dich bitte nicht entmutigen, wenn deine liebste Filiale eher eine vegane Wüste ist, denn das vegane Paradies könnte bereits im nächsten Discounter auf dich warten.

Mein Einkauf selbst ist minder spektakulär geworden. Möchte ich zum Beispiel Kartoffelklöße mit Rotkohl und einem Schnitzel machen, dann kaufe ich Kartoffelklöße, Rotkohl und ein veganes Schnitzel aus der veganen Abteilung, statt aus der Fleischtheke. Statt Kuhmilch kaufe ich halt Hafermilch, statt zu Joghurt aus Molke greife ich zu Joghurt aus Soja. Das sind nur Beispiele, aber nachdem ich einmal herausgefunden habe, an welcher Stelle ich was finde, kostet der Griff zur pflanzlichen Alternative deutlich weniger Energie. Deshalb verlasse ich im Alltagsstress auch selten meine Stammfilialen, weil ich hier weiß, wo alles steht. Manche Supermärkte haben eine komische Auffassung in Sachen Produktplatzierungen und da hilft manchmal echt nur die Nachfrage beim Personal.

In meinem gewohnten Einkaufsumfeld ist die Dauer des Einkaufs somit gleichbleibend zu den nicht veganen Einkäufen der Vergangenheit. Was sich durchaus ein bisschen geändert hat, sind die Kosten. Mein Einkauf ist teurer geworden, was aber nicht direkt an den veganen Alternativprodukten liegt. Die sind seit der Umstellung über die Zeit sogar eher weniger geworden, dafür gezielter. Ich gebe jetzt mehr fürs Essen aus, weil ich vermehrt Lebensmittel in Bio-Qualität kaufe, die frei von Pestiziden und Schadstoffen sind und damit eine höhere Qualität haben. Das habe ich vorher nie gemacht und hier möchte ich nicht mehr sparen. Bio ist aber kein

Muss für eine vegane Ernährung, die – abseits der Alternativprodukte – sogar günstiger sein kann als eine tierische. Hülsenfrüchte, Getreide, Obst, Gemüse – die Basis der gesunden Ernährungspyramide – ist in Deutschland sogar sehr preiswert.

Ich bin selbst in einer Zeit aufgewachsen, in der die finanzielle Situation meiner Eltern schwierig war und wir genau darauf achten mussten, was wir kaufen. Deshalb weiß ich sehr gut, wie sensibel das Thema Geld ist und ich verstehe auch, wenn einen das „Vegan ist teuer"-Argument abschreckt, da „Fleisch und Milch ja deutlich billiger sind"! Hier möchte ich nur kurz einwerfen, dass diese Lebensmittel im unteren Preissegment oft von niedriger Qualität sind und man sich ganz klar die Frage stellen muss, ob sie auf Dauer nicht schaden. Plus: Fleisch, Milch und Käse müssten nach einer Studie von Wissenschaftler:innen der Universität Augsburg eigentlich aufgrund der verursachten Umweltschäden viel mehr kosten, als heute normalerweise verlangt wird. Hackfleisch müsste fast dreimal so teuer sein, Milch und Gouda müssten fast doppelt so viel kosten, wie der Wirtschaftsinformatiker Tobias Gaugler und sein Team errechnet haben.

Mit den Einkäufen versuche ich, jeden Tag abends frisch zu kochen. Wenn es die Zeit nicht zulässt, dann koche ich am Vorabend ein bisschen mehr, sodass es am Folgetag die Reste gibt. Auch hier muss ich nicht wirklich mehr Zeit investieren als früher.
Was das auswärts Essen angeht, bin ich vollkommen entspannt. In Köln kenne ich eigentlich jedes Restaurant mit veganen Optionen. Auf Reisen sind DM und Rossmann meine Anlaufpunkte, Starbucks ist auch häufig

zu finden und hat ein veganes Food-Sortiment. Bei Unternehmungen mit dem Auto steuern wir auch mal McDonald's oder Burger King an, wenn es sein muss und wenn wir Lust darauf haben.

Du siehst: Mein Leben heute ist eigentlich fast so wie mein nicht veganes Leben zuvor, die Umstellung selbst hat natürlich Energie und Zeit gekostet, aber je versierter ich mit allem wurde, desto einfacher ging mir alles andere von der Hand.

Ich habe erst mit fünfundzwanzig und damit ziemlich spät meinen Führerschein gemacht und erinnere mich noch sehr gut daran, als ich das erste Mal eine praktische Fahrstunde hatte. Ich war so überfordert davon, nur zu lenken (das Schalten, Gas geben und Bremsen übernahm mein Fahrlehrer) und hätte nie gedacht, das alles mal entspannt selbst zu meistern. Ich war so unfassbar aufgeregt, als ich das erste Mal alleine nach der erst im zweiten Anlauf bestandenen Prüfung Auto fuhr, und schweißgebadet, als ich es lebend und ohne Schrammen vom Supermarkt-Parkplatz geschafft hatte. Und heute? Alles entspannt. Sogar so entspannt, dass ich es krass finde, wie unüberwindbar das Ganze damals auf mich wirkte.

Und genauso ist es mit der veganen Ernährung auch. Es braucht einfach nur ein bisschen Zeit und Willen. Dann ist es plötzlich normal, dass du dich für die pflanzliche Alternative entscheidest. Vielleicht fragst du dich dann auch, was du da jahrelang ohne nachzudenken in dich reingeschaufelt hast.

Beachte dabei auch: Ich wollte zu Beginn direkt alles umstellen. Nicht nur vegan, sondern auch bio, nachhaltig und regional. Das ist meiner Meinung nach so in der Kombi selbst heute fast nicht machbar und kann vor allem zu Beginn für unnötigen Stress und Druck sorgen. Ich empfehle daher meinen Follower:innen, die mir diesbezüglich vollkommen gestresst schreiben, es einfach langsam anzugehen. Schritt für Schritt.

DIESE VERÄNDERUNG KOSTET KRAFT, ABER NUR SO LANGE, BIS SICH DER STATUS QUO VERÄNDERT HAT.

Dieser Satz hat mir extrem geholfen und heute bin ich glücklicher denn je, denn für das Essen, das auf meinen Teller kommt, musste kein anderes Lebewesen vorher Angst empfinden. Und? Was sagst du?

DEINE CHALLENGE: 1 WOCHE VEGAN!

Wenn du bis hierhin gelesen hast, dann hoffentlich, weil ich dein Interesse für eine vegane Ernährung weiter wecken konnte. Meine Geschichte kennst du nun, doch wie sieht es mit dir aus? Hast du Lust, das Ganze mal zu testen? Dann lies unbedingt weiter, denn ich habe da was für dich.

Im Jahr 2018 startete ich den ersten Veganuar in Deutschland. Und seit 2014 sorgt mein großes Vorbild, die Organisation Veganuary aus Großbritannien, seit Jahren sehr erfolgreich dafür, dass immer mehr Menschen den Januar über versuchen – quasi als Neujahrsvorsatz –, sich vegan zu ernähren. 2018 wurde das in Deutschland noch nicht angeboten, deshalb startete ich den Veganuar und über 30 000 Menschen meldeten sich für meine kostenlosen E-Mail-Updates in dem Jahr an.
Auch wenn es bei mir nicht ganz 2 Millionen Teilnehmer:innen wie beim Veganuary sind – jedes Jahr fühlen sich die Leute motiviert, das Ganze mal zu testen und auszuprobieren. Jedes Jahr, wenn es wieder losgeht, melden sich dann auch wieder ehemalige Teilnehmer:innen, die tatsächlich nach dem Veganuar nicht aufgehört und einfach weitergemacht haben. Mega!

Meine persönlich absolut liebste Veganisierungsstory ist die von meinem ehemaligen Chef Sachar, der 2021 bei meinem Veganuar mitgemacht hat und sich seither bis heute vegan ernährt. Er war schon immer offen für Veränderung. Damals ging er mit mir, als ich in Berlin einen Aufenthalt hatte, vegan essen und heute sucht er mit Vorliebe selbst vegane Restaurants auf. Das freut mich so sehr. Sein Fall und die der ganzen anderen teilnehmenden Menschen zeigen mir, dass so ein festgezurrter zeitlicher Rahmen durchaus die Motivation bringen kann, die Sache mit der veganen Ernährung einfach mal zu testen. Der Druck, ab sofort bis zum Lebensende etwas so Wichtiges wie das eigene Essverhalten anzupassen, entfällt, schließlich sind es ja „nur" 31 Tage. Zudem passt der Veganuar zeitlich auch perfekt zum Jahreswechsel und den damit verbundenen guten Neujahrsvorsätzen, eine motivierende Kombi! Nun soll dieses Buch unabhängig vom Veganuar funktionieren. Deshalb habe ich all mein Wissen zusammengefasst und eine Art Vegan-Sprint konzipiert, mit dem ich dich einladen möchte, die vegane Ernährung ebenfalls mal zu testen.

Um es dir noch einfacher zu machen, habe ich die für den Veganuar typische Zeitspanne von 31 Tagen auf 7 Tage heruntergekürzt, weil eine Woche doch deutlich harmloser anmutet als ein Monat. Bereit? Lass uns loslegen!

VEGAN AUF PROBE – DER 7-TAGE-SPRINT

Eine Bitte vorweg: Mach dir keinen Druck. Das heißt nicht, dass du es nicht ernst nehmen sollst. Bedenke nur, dass du deine Ernährung umstellen möchtest und damit das Gewohnte verlässt, was dir deine Familie über Essen, Geschmäcker etc. in deinem bisherigen Leben beigebracht hat. Das bedeutet auch, dass du dich an neue Dinge gewöhnen und auch damit

klarkommen solltest, dass die Soja-Milch eben nicht wie Kuhmilch und das Soja-Geschnetzelte immer noch anders als Dönerfleisch schmeckt. Mein erster Soja-Latte hat fürchterlich geschmeckt, heute liebe ich ihn und kann mich an Kuhmilch nicht mal mehr erinnern.
Was zählt, ist die Bereitschaft, deine Gewohnheiten umzustellen und vor allem bei kleineren Anlaufschwierigkeiten, die definitiv kommen werden, nicht direkt alles hinzuschmeißen. Um es mit dem Nike-Motto zu sagen: JUST DO IT!

VORBEREITUNG IST DAS A UND O

Egal wann du mit deinem veganen Experiment starten möchtest – was du überhaupt nicht gebrauchen kannst, ist, am Morgen aufzuwachen, zum Kühlschrank zu laufen und das alte nicht pflanzliche Zeug von gestern vorzufinden. Deshalb sind die Vorbereitung und die Vorplanung super wichtig.

Zuerst solltest du eine Bestandsaufnahme deiner Lebensmittel machen.

Welche Konserven hast du da?
Gewürze?
Welche Sachen laufen in nächster Zeit ab?
Wie viel tierische Produkte sind noch übrig?

Versuch alles vorhandene Nicht-Vegane zu verbrauchen. Wegschmeißen wäre in meinen Augen respektlos gegenüber den Lebewesen, von denen die Lebensmittel stammen. Wenn du wirklich einen radikalen Schnitt machen möchtest, dann back aus den Eiern und der Restkuhmilch einen Kuchen und schenk ihn deinen Nachbar:innen. So musst du nichts wegwerfen und machst anderen sogar noch eine Freude.

EINE WOCHE NACH PLAN WIE BEI MUTTI

Nach der Lebensmittelbestandsaufnahme geht es an die konkrete Planung. Hier hilft ein Wochenplan enorm. Meine Mutter hat sich in meiner Jugend immer einmal pro Woche neben mich gesetzt und gefragt, was ich denn essen wolle und ich fragte mich damals, ob diese Planerei wirklich sinnvoll ist. Heute weiß ich: Mutti hatte recht, der Plan ist ein Gamechanger.

Mit einem Wochenplan kannst du dein Essen ausgewogen planen und entgehst auch der Falle, abends müde nach Hause zu kommen, keine Ahnung zu haben, was du essen sollst und dann als Lösung irgendeinen Quatsch zusammenzukippen. Es ist genau eine der Fallen, bei der sehr viele mit ihrem veganen Vorhaben scheitern, da es zu Beginn oft einfacher ist, die altbekannten Gerichte zu kochen, vor allem wenn es schnell gehen muss. Deshalb Obacht – mit einem Wochenplan passiert dir das viel seltener.

Nimm dir etwas Zeit und ein Medium deiner Wahl, um deinen Wochenplan aufzuschreiben. Das kann digital am PC, Handy, Tablet o. ä. sein oder ganz einfach mit Zettel und Stift. Notiere links am Rand das Datum des jeweiligen Tages in deiner veganen Woche und oben am Rand schreibst du Frühstück, Mittagessen, Abendessen sowie Snacks. Nimm nun ein zweites Blatt und schreibe eine Einkaufsliste. Notiere im Plan, was du gerne essen möchtest und überleg dir, was davon noch veganisiert werden müsste. Wenn du es ganz einfach haben willst: übernimm für den Start mein persönliches 7-Tage-Food Diary: Der Plan beginnt bei Freitag, ich erkläre dir später, was dahintersteckt.

Tag	Frühstück	Mittagessen	Abendessen
FR	Apfel-Zimt-Porridge	Gemüsesuppe mit Brot	Curry mit Reis
SA	Brot und Nussmus	Spinat Risotto mit Visch	Pizza / Flizza
SO	Pancakes und Smoothie	Veganes Butter-Tofu-Hühnchen	Brot mit Aufschnitt + Reste vom Mittag
MO	Overnight Oats mit Obst	Spaghetti mit Spinat-Petersilien-Soße	veganes Gurken-Sushi mit Sprossen
DI	Apfel-Zimt-Porridge	Gefüllte Tex-Mex-Zucchini mit Soja-Hack	Schneller Burrito
MI	Brot und Nussmus	Blumenkohl-Brokkoli-Auflauf	Quinoa Bowl
DO	Baked Oats	Grilled Veggies Pasta	Brot mit Aufschnitt + Resteverwertung

Scanne einfach diesen QR-Code oder geh auf **www.nieveganersein.de** um das Food Diary digital, weitere Goodies wie Rezepte und eine Einkaufsliste zu bekommen!

Wie deine Lieblingsessgewohnheiten leicht veganisiert werden können, zeige ich dir an diesem Beispiel: Ich bin morgens kein Gourmet – ein Toast mit Schokonussaufstrich reicht mir oft schon. In meinem Fall habe ich damals das Buttertoast durch Vollkorntoast und das nicht vegane Nutella durch eine vegane Nussnugatcreme ersetzt. Statt der Butter kommt Pflanzenmargarine zum Einsatz. That's it. Es ist fast eins zu eins das Gleiche, das ich vorher gegessen habe, nur eben komplett pflanzlich.

Gleiches gilt für Müsli oder Joghurt: Auch das bekommst du mittlerweile im Supermarkt vollkommen vegan und in allen möglichen Ausführungen wie mit Soja, Hafer, Kokos, Lupinen oder Mandel. Auch für Allergiker:innen ist die Auswahl groß.

Ich bin ja auch ein großer Fan von Baked Oats, also eine Art Mischung aus Kuchen und Müsli. Dabei werden Haferflocken mit Pflanzenmilch, Beeren, Nüssen und anderen schmackhaften Dingen vermengt und in einer Schale im Ofen gebacken. Schmeckt fantastisch, ist sättigend und ich habe das Gefühl, etwas zu naschen, obwohl es – wenn man sich beim Ahornsirup und Co. zurückhält – ziemlich gesund sein kann.

Falls das alles nichts für dich ist und du wie viele andere auch ein großer Fan von Brot zum Frühstück bist: Bei Rewe, Edeka, Kaufland oder DM gibt es sehr viele pflanzliche Brotaufstriche von herzhaft bis süß. Auch Nussnugatcreme oder Erdnussbutter. Alles vegan! Marmelade ist mittlerweile größtenteils mit Pektin statt Gelatine und dadurch auch vegan. Du siehst schon: Das Frühstück ist die am einfachsten auf vegan umstellbare Mahlzeit in meinen Augen. Egal, für was du dich zum Frühstück entscheidest: Schreib das Gericht an die entsprechende Stelle und notiere dir auf der Einkaufsliste, was du dafür noch einkaufen musst.

Was das Mittag- und Abendessen angeht: Auch hier solltest du am Anfang nicht zu verrückt sein. Wenn du gerne Spaghetti Bolognese isst, mach dir wie gewohnt deine Spaghetti und hol dir dazu eine Tomatensauce plus Soja-Hack. Selbst Mirácoli ist mittlerweile vegan, seit sie aus Kostengründen den tierischen Parmesan weggelassen haben. Einsparungen haben also auch ab und zu etwas Gutes!
Isst du gerne Suppe, nimm eine vegane ohne Sahne oder füge vegane Sahne (Hafer oder Soja Cuisine) hinzu. Genau für diese Umstellungsphasen sind übrigens die ganzen Alternativprodukte wie Sojaschnitzel oder vegane Leberwurst gemacht. Sie sind unter Umständen stärker verarbeitet und vor allem auch – je nach Marke – teurer als die tierische Variante, aber sie können sehr gut bei der Umstellung helfen.

Eine typische ablehnende Reaktion von Mischköstler:innen ist folgende Aussage: „Warum will man etwas essen, was wie Fleisch aussieht, obwohl man kein Fleisch mehr essen will?!"
Die Antwort ist einfach: weil die wenigsten Veganer:innen wegen des Geschmacks vegan geworden sind. Genau hier setzen vegane Alternativprodukte an und da möchte ich gerne eine Erklärung zitieren, die schon länger durchs Internet geistert:

„Warum wollen Veganer:innen, dass ihr Essen aussieht wie tierisches Fleisch? Aus demselben Grund, warum Menschen einen Dildo benutzen. Sieht ähnlich aus. Fühlt sich ähnlich an. Füllt ein Loch und keinem wird das Herz gebrochen."
(Autor:in unbekannt)

Welche der beiden genannten Antworten du auf eine kritische Nachfrage bringst, überlasse ich dir. Letztere sorgt zumindest immer für einen Lacher.

Ich selbst habe mit Alternativprodukten ebenfalls den Sprung geschafft und sie nach und nach gegen natürliche Lebensmittel ausgetauscht und vor allem gelernt, wie man Tofu oder Soja richtig selbst würzt und zubereitet. Du kannst natürlich auch von Anfang an den komplett cleanen Weg gehen, alles frisch zubereiten und auf Alternativprodukte verzichten und möglichst ganz viel neuen Kram kochen, aber ich gebe zu bedenken: Der Mensch ist ein Gewohnheitstier und zu abgefahrene Gerichte, die du noch nie vorher zubereitet hast, können dir mangels Geschmack den Spaß an der Umstellung verderben.

Zurück zum Plan: Schreib nun die Liste mit Gerichten, die du gerne zum Mittagessen bzw. Abendessen essen möchtest, denk darüber nach, was davon nicht vegan sein könnte oder ist und notiere dir auf der Einkaufsliste, wie schon beim Frühstück, was du noch einkaufen musst.

Inspiration findest du auf meinem Instagram-Profil **@philippsteuer** oder auf meinem YouTube-Kanal **youtube.com/philipp-steuer**. Dort gibt's Hunderte vegane Gerichte, die einfach und simpel nachzumachen sind. Falls du physische Koch- und Backbücher mehr magst: Meine Frau Nadine und ich haben unter der Marke „EINFACH VEGANTASTISCH" mittlerweile auch drei Koch- bzw. Backbücher veröffentlicht. Du findest sie online entweder auf **einfachvegantastisch.de**, bei unserem Verlag auf **haerterverlag.de** und natürlich in der Buchhandlung deines Vertrauens.

Außerhalb von unserem Rezept-Kosmos kannst du dich via Google von veganen Rezepten inspirieren lassen oder nach deinem exakten Lieblingsgericht, beispielsweise „Königsberger Klopse vegan“, googeln. Du wirst überrascht sein, wie viel Auswahl es an veganen Rezepten online gibt. Hast du keine Lust, dauernd zu kochen, bieten viele Hersteller auch fertige vegane Mahlzeiten an, die du nur noch aufwärmen musst. Behalte nur immer im Hinterkopf: Das ist veganes Fast Food und eben nicht weniger verarbeitet als tierisches Fast Food.
Mit diesem Wissen hangelst du dich also durch die Woche und schreibst überall die gewünschten Gerichte auf. Nun steht noch die Sache mit den Snacks aus und die ist mittlerweile gar nicht mehr so schlecht besetzt. Es gibt vegane Schokolade von Lindt oder Ritter Sport. Es gibt veganen Joghurt, sogar veganen Milchreis von bekannten großen Marken. Chips gibt es ebenfalls in einer Vielzahl in vegan, angefangen bei Tortillas über Erdnussflips bis hin zu Chipsfrisch Oriental. Da ist die Auswahl wirklich, sehr zu meinem Leidwesen, schon enorm, da ich einfach sehr gerne nasche und das Angebot von Monat zu Monat steigt. Gleiches gilt für Eis. Hier findest du im Supermarkt sehr oft verschiedenste Sorten, die ohne Milch und andere tierische Inhaltsstoffe auskommen.
Vervollständige diesen letzten Bereich und schon bist du gewappnet für den bevorstehenden Einkauf.

EINKAUF LEICHT GEMACHT

Sobald du dir im Klaren bist, was du eigentlich die Woche über isst, wird es Zeit für dein erstes veganes Einkaufserlebnis. Das Angebot veganer Alternativprodukte unterscheidet sich. Manche Filialen sind gut ausgestattet, bei anderen ist Naturtofu schon fast etwas Ketzerisches. Ich für meinen Teil gehe sehr gerne bei Rewe, Edeka und Kaufland einkaufen. Und nein, ich werde von denen für die Nennung nicht bezahlt. In modernen Filialen ist das vegane Angebot breit gefächert und wenn ich tatsächlich mal planlos einkaufen gehe, lasse ich mich dort von den Möglichkeiten inspirieren. Wichtig: Teurer ist nicht automatisch besser. Viele Supermärkte vertreiben oft unter ihrer Eigenmarke Produkte wie Schnitzel oder Joghurt, die deutlich günstiger sind. Außerdem stehen pflanzliche Produkte nicht zwingend im Vegan-Regal, sondern direkt bei den herkömmlichen Milchprodukten, eben als Alternative. Auch bei Basics, die du dir auf Vorrat nehmen kannst, wie Hülsenfrüchten, Tomatenpassata oder Nudeln, lohnt sich ein Blick auf Eigenmarken oder der Gang zu Discountern wie Lidl, Penny oder ALDI.

Was mich auch überrascht hat: DM und Rossmann haben ebenfalls eine tolle Auswahl an veganen Basis-Produkten, die Lidl und Co. preislich oft in nichts nachstehen. Großer Vorteil der Drogerien: Du findest sie oft in Bahnhöfen oder an anderen zentralen Verkehrspunkten und damit eher als z. B. einen ALDI oder Penny.
Wenn du bei deinem Einkauf unsicher bist, ob ein Produkt wirklich vegan ist, kann dir eine App helfen. Ich habe zu Beginn sehr oft die kostenlose App Codecheck (gibt's für Android und iOS) genutzt. Leider gibt es viele Produkte, auf denen das Vegan-Label fehlt. Das bedeutet jedoch nicht, dass es automatisch nicht vegan ist. Mit der App kannst du den Barcode mit deinem Handy scannen und in den meisten Fällen bekommst du direkt eine Einschätzung, die von anderen Menschen abgegeben wurde.

Auch wenn ich es bereits in diesem Buch erwähnt habe, noch mal ein kleiner Exkurs hinsichtlich einer für mich zu Beginn maximal verwirrenden Sache, auf die ich beim Einkauf immer und immer wieder gestoßen bin: Pflanzliche Lebensmittel, die ohne Verwendung tierischer Stoffe hergestellt wurden und lediglich den Hinweis „Kann Spuren von Milch enthalten" oder „Kann Spuren von Ei enthalten" tragen, sind meistens auch vegan. Die vorsorgliche Kennzeichnung ist für Allergiker:innen gedacht und es bedeutet nicht, dass tatsächlich tierische Inhaltsstoffe im Endprodukt enthalten sind. Sie macht lediglich deutlich, dass Kleinstmengen, die für Allergiker:innen gesundheitlich relevant sein könnten, unbeabsichtigt vorkommen können, aber eben nicht müssen. Das KANN passieren, weil sie in derselben Fabrik hergestellt werden wie nicht vegane Lebensmittel. Mehr nicht.

So viel zum Einkauf vor Ort. Solltest du nur eine schlechte Supermarkt-Filiale in der Nähe haben, aber dennoch gerne mal vegane Alternativprodukte testen wollen, dann hilft dir das Internet. Shops wie koro.de, vantastic-foods.com oder vekoop.de bieten ebenfalls eine breite Auswahl an Produkten an. Das kann eine brauchbare Option sein, vor allem, weil es hier und da Aktionen mit kostenfreiem Versand gibt.

Egal wofür du dich entscheidest: Stelle nur sicher, dass du am Ende deines Einkaufes alle Lebensmittel und Getränke eingekauft hast, die du für deine vegane Woche benötigst. Je effektiver und ambitionierter du das Ganze angehst, desto weniger Energie musst du aufbringen, um die nun komplett veganisierten Gerichte zuzubereiten.

WENN DU NICHT IM HOMEOFFICE ARBEITEST

Dieses Buch erscheint in einer Zeit, in der man aufgrund der Pandemie das Gefühl hat, dass ein Großteil der Menschheit im Homeoffice arbeitet und somit jederzeit Zugang zu einer Küche hat. In meiner Bubble ist es so, aber natürlich weiß ich, dass das bei der breiten Masse nicht der Fall ist und du sehr wahrscheinlich unter der Woche in ein Büro, zur Schule, an die Uni oder zu einer anderen Arbeitsstätte fahren musst oder darfst. Somit fehlt dir die Küche und wenn ich an die zahlreichen Nachrichten von der Community denke, bieten Kantinen, Cafeterias und Co. noch nicht flächendeckend vegane Alternativen an.

Sollte das bei dir so sein, dann hast du nun auf jeden Fall drei Optionen:

1. Du isst unterwegs nichts. Davon bin ich aber kein Fan.

2. Du nimmst dir etwas von zu Hause mit, was die beste Option ist, oder

3. du gehst in der Mittagspause raus und holst dir etwas Veganes außerhalb.

Option 1 ist für die vegane Wochen-Challenge nur dann eine wirkliche Option, wenn das deiner bisherigen Gewohnheit entspricht. Schauen wir uns daher die anderen beiden Optionen an.

ESSEN VORKOCHEN UND MITNEHMEN

Solltest du dich an meine Hinweise halten und einen Wochenplan auf- und den Einkauf dafür umsetzen, dann ist das tatsächlich eine fantastische und machbare Option. Leg dir dafür nur ein warmes Gericht im Plan auf den Vorabend vor dem Tag, an dem du mittags nicht zu Hause essen kannst. Je nachdem, für wie viele Personen du kochst, erhöhst du einfach die Menge um eine oder mehrere Personen (denk dabei auch daran, mehr einzukaufen) und hast so für den Folgetag entsprechend veganes Essen gekocht, das du in einer Tupperdose mitnehmen kannst. Der Tipp hier klingt total simpel, aber es kommt nicht allen in den Sinn. Vorkochen ist mit der entsprechenden Vorplanung mit wenig Mehraufwand verbunden, da du ja eh kochen würdest. Solltest du keinen Bock auf Kochen haben, sind belegte Brote in der veganen Welt natürlich auch immer eine sichere Bank. Oder wenn es um Resteverwertung geht, kauf dir 'ne Packung Vollkorn-Tortillas, befüll sie mit dem Restgemüse und der Soße vom Vorabend, roll alles zusammen und mach damit deine Kolleg:innen am nächsten Tag neidisch. Diese Variante hat mehrere Vorteile:

- Sie ist kostengünstig.
- Sie spart dir Zeit.
- Du gehst sicher, dass es auch wirklich vegan ist.

Und sie erspart dir vielleicht blöde Kommentare oder gar Diskussionen. Denn erfahrungsgemäß sorgen Aussagen wie „Ich hab mir selbst was mitgebracht“ oder „Ich hab noch Essen von gestern dabei“ in neun von

zehn Fällen für eine schnelle Akzeptanz, wohingegen ein „Nee, ich komm nicht mit, weil die haben nix Veganes" durchaus zu längeren Diskussionen führen kann – im besten Fall aus Interesse oder Bewunderung, im schlechtesten Fall wegen Meckerei oder Ablehnung.
Ich kenne natürlich dein berufliches oder studentisches Umfeld und dessen Akzeptanz nicht, aber ich habe eine Menge unterschiedliche Reaktionen auf Ernährungsumstellungen mitbekommen oder gelesen und möchte daher einfach nur mit meinen Taktiken mir bekannte Eventualitäten ausschließen und Lösungsansätze dafür bieten.

AUSSERHALB VEGAN ESSEN

Wenn es mit dem Vorkochen nicht geklappt hat oder du vielleicht einfach keinen Bock hattest – was ich aus meiner Bürozeit noch sehr gut nachvollziehen kann –, dann kann außerhalb zu essen die Lösung sein. Da ich natürlich auch in diesem Fall dein Umfeld nicht genau kenne, habe ich nachfolgend für dich mögliche Ideen als Inspiration bzw. meine Lösungen, wie ich es angehe, wenn ich auf Reisen bin.

Ist mir noch nicht bekannt, ob es vegane Restaurants oder ähnliches in meiner Umgebung gibt, schaue ich bei den Apps HappyCow und Vanilla Bean vorbei. Du kannst dir beide Apps wie Google Maps vorstellen, nur eben mit veganen Essensangeboten. Das hilft schon mal ungemein. Vor allem asiatische Restaurants haben oftmals vegane Optionen, so meine Erfahrung. Bei Pizzerien lasse ich einfach den Käse weg und mir nur eine Pizza mit Gemüse backen, sofern im Teig weder Milch noch Ei verwendet werden. Selbst in einem Kölner Brauhaus wurde mir ein leckerer veganer Salat gezaubert, was ich nicht erwartet hätte. Aber einfach nett fragen kostet nichts und es hat mir schon oft ungeahnte kulinarische Türen geöffnet.

Neben diesen lokalen Möglichkeiten sind auch Franchise-Ketten wie Starbucks, Nordsee oder Backwerk sehr gute Anlaufstellen für veganes Essen für zwischendurch. In Sachen Gebäck bieten Bio-Läden vegane Optionen an. Wenn's ganz schnell gehen muss, können Subway, McDonald's oder Burger King Lösungen bieten. Für simple Snacks lohnt sich der Besuch bei DM oder Rossmann. Du siehst: Es gibt auch außerhalb der eigenen Küche verschiedenste Möglichkeiten, sich vegan zu ernähren.
Wenn du einmal alle Optionen und Tricks kennst, wirst du diese Herausforderung deutlich entspannter angehen.

WORAUF WARTEST DU NOCH?

Die genannten Tipps und Tricks basieren auf den Erfahrungen, die ich in den letzten Jahren sammeln durfte. Ich habe versucht, die Challenge so simpel und einfach umsetzbar wie möglich zu gestalten, sodass du meine Hinweise und Vorgaben (wie z. B. den Wochenplan) als Leitplanken für deinen Alltag anwenden kannst.
Wenn ich dir noch einen letzten Tipp geben darf: Starte nicht an einem Montag, sondern am besten an einem Freitag. So hast du samstags noch Zeit, mögliche fehlende Lebensmittel zu besorgen, kannst dich am Wochenende entsprechend eingrooven und montags dann vorbereitet in die Arbeitswoche starten.

Falls du Support brauchst: Komm in meine Facebook-Gruppe „Einfach Vegantastisch!". Dort findest du knapp 30 000 Gleichgesinnte, die ebenfalls als Vegan-Anfänger:innen oder aus Interesse in die Gruppe kamen und sich über vegane Produkte und Co. austauschen.
So oder so: Vielleicht nimmst du ja diese 7-Tage-Herausforderung als Anfang, über die sieben Tage hinaus noch weiterzumachen. Vielleicht noch eine Woche. Und dann noch eine. Und schon hast du einen Monat voll und dann hörst du nicht auf, weil es sich eingespielt hat und du siehst: Es ist deine Entscheidung und eine Bereicherung, kein Verzicht. So lief es damals bei mir und ich bin zuversichtlich, dass es bei dir auch so laufen kann.

BONUS-CHALLENGE-PUNKTE

Um die Challenge ein bisschen zu upspicen – wie man in denglisch sagt –, also ihr ein bisschen mehr Würze zu verleihen, habe ich nachfolgend noch ein paar Mini-Challenges in der Challenge, die dir Extra-Gummi-Orden (Insider wissen, dass der Spruch von meiner Mutter kommt) einbringen können. Sieh sie als zusätzliche Herausforderungen, die dich spielerisch zum Ausprobieren von Neuem motivieren sollen.

Bereit? Dann los:

- Probiere eine neue Sorte Gemüse.
- Probiere eine neue Sorte Hülsenfrüchte.
- Probiere Quinoa und/oder Bulgur.
- Hol dir in der Drogerie einen veganen Snack.

- Probiere Hefeflocken als Topping (gibt's in der Drogerie und online).
- Probiere eine vegane Alternative aus, wie z. B. ein veganes Schnitzel oder einen veganen Joghurt.

Das sind natürlich nur kleine Anreize, die ich dir liefern möchte und die wiederum bei mir für große Aha-Erlebnisse gesorgt haben. Neugier ist in dem Fall die Voraussetzung und da halte ich es wie meine Mutter, die bis heute sagt: „Probieren kann man immer mal und entweder es schmeckt – oder halt nicht."
Wenn du dich der 7-Tage-Vegan-Challenge stellst und deinen Fortschritt öffentlich zeigen möchtest: Verlinke mich unbedingt und nutze den Hashtag #7Vegan. Den Hashtag habe ich mir auf Instagram und Co. gespeichert und ich teile entsprechende Erfolgserlebnisse immer gerne, damit andere sehen, dass es mehr als möglich ist. In diesem Sinne: Go for it!

BEKANNTE VORURTEILE UND DIE PASSENDEN ANTWORTEN DARAUF

Egal ob du dich der 7-Tage-Vegan-Challenge stellen möchtest, schon angefangen hast, dich vegan zu ernähren oder einfach nur mal die Überlegung geäußert hast, es auszuprobieren, dann wird es sehr wahrscheinlich passieren, dass sich irgendeine Person aus deinem Umfeld angegriffen fühlt und versucht, dir die Sache madig zu machen. Die gewählten Argumente und Behauptungen habe ich entweder selbst schon gehört oder via Social Media aus der Community eingeholt. Damit du entsprechend vorbereitet bist oder dich auch selbst schlaumachen kannst: Hier sind die oftmals genannten Vorurteile inklusive der passenden Antworten darauf.

Vegan ist nicht gesund!
Wie oft ich das schon gehört habe! Dabei stellte die weltgrößte Ernährungsgesellschaft, die amerikanische Academy of Nutrition and Dietetics (AND), schon 2016 fest, dass eine „gut geplante vegane Ernährung gesund, bedarfsdeckend und für alle Phasen des Lebens geeignet ist". Nur Vitamin B12 kommt in Pflanzen als sichere Quelle nicht vor, daher wird die Einnahme via Präparat benötigt. Wichtig ist zudem, dass man sich ausgewogen ernährt. That's it!

Als Veganer fehlen dir die Proteine!
Ohne Witz, bis zu dem Zeitpunkt, als ich mich als vegan zu erkennen gab, hat sich nie ein Mensch für meine Proteinzufuhr interessiert. Lustig, oder? Dabei zeigten schon Studien in den 1960er-Jahren, dass eine vegane Ernährung den Proteinbedarf von Männern und Frauen in jedem Alter decken kann und bei richtiger Zusammenstellung auch für Leistungssportler:innen jeglicher Disziplin geeignet ist. Die Deutsche Gesellschaft für Ernährung (DGE) gibt als optimale Proteinzufuhr für Erwachsene 0,8 Gramm Protein pro Kilogramm Körpergewicht vor. Und das ist machbar, indem man einfach eiweißhaltige Nahrungsmittel wie Nüsse und Hülsenfrüchte wie etwa Linsen in die Ernährung integriert, auch Tofu und Co. haben sehr viel Eiweiß. Du siehst: ein weiterer veganer Mythos, der sich hartnäckig hält.

Vegan ist nicht natürlich!
Dieses Argument lässt sich leicht aushebeln, da du die Gegenfrage stellen kannst: Was ist denn heutzutage noch natürlich? Schauen wir aufs Fleisch, bei dem die Tiere in der Massentierhaltung Hormone, Medikamente und

Antibiotika zugefüttert bekommen. Ganz davon abgesehen, dass die Haltungsbedingungen ebenfalls alles andere als „natürlich“ sind. Gepresstes Hack, Schnitzel oder Bärchenwurst sind künstlich in die jeweilige Form gestampft worden. Ich könnte die Liste jetzt beliebig fortführen, denke aber, du weißt, wie dieses Vorurteil ausgehebelt wird.

Wir haben das immer schon so gemacht …

Wir haben immer Fleisch gegessen. Ja und nein. Im Laufe der Menschheitsgeschichte haben wir viele Dinge „schon immer“ getan, aber ethisch nicht vertretbare Sachen auch geändert, da wir uns als Gesellschaft weiterentwickelt haben. Ein paar krasse Beispiele? Bis 1908 durften sich Frauen in Deutschland nicht politisch engagieren und erst im Januar 1919 erstmals wählen. Das Gesetz, das Vergewaltigungen in der Ehe unter Strafe stellt, trat erst am 1. Juli 1997 in Kraft. Das ist harter Tobak. Aber es zeigt auch, dass wir als Gesellschaft fähig sind, uns weiterzuentwickeln.
Ein anderes „Immer schon so gemacht“-Beispiel ist die gute Farbe Rosa, die bis in die 40er-Jahre als Farbe für Jungs galt. Rot stand für Blut und auch für Krieg, also für Männer, Rosa hingegen war „das kleine Rot“ und damit bestens geeignet für kleine Jungs, Blau hingegen wurde bevorzugt von Frauen getragen. Das hat sich komplett umgekehrt und auch wenn sich das Ganze heute schon wieder wandelt und alles in Richtung geschlechtsneutraler Farben wie beispielsweise grün geht: Die Industrie brandet nach wie vor blau für Männlichkeit und rosa oder pink für Weiblichkeit.
So lässt sich das „Immer schon so gemacht“-Vorurteil sehr leicht aushebeln und ich habe bewusst die Farbe pink für das Buchcover gewählt, um dem „Immer schon so gemacht“-Argument entgegentreten zu können.

Aber Kühe müssen gemolken werden und die Hühner legen halt Eier!
Schwachsinn, denn eine Kuh ist genauso wenig wie eine menschliche Frau dafür gemacht, ununterbrochen Milch zu geben. Wir Menschen sorgen dafür, dass die Kühe sich in einem dauerhaften Schwangerschaft-Geburt-Kreislauf befinden, damit wir möglichst viel Milch abzapfen können. Auch die Legehennen wurden so hochgezüchtet und manipuliert, dass sie möglichst viele Eier legen.

Warum wird man vegan, um dann doch etwas zu essen, das wie Fleisch aussieht?
Dieses Vorurteil habe ich im Buch bereits entkräftet, aber ich bringe selbstverständlich gerne noch mal diese großartige Erklärung des unbekannten Autors/der unbekannten Autorin:
Veganer:innen essen vegane Fleisch-Alternativen aus demselben Grund, warum Menschen einen Dildo benutzen. Sieht ähnlich aus. Fühlt sich ähnlich an. Füllt ein Loch und keinem wird das Herz gebrochen.

Um das noch ein bisschen auszuführen: Ich bin ja nicht vegan geworden, weil es mir nicht geschmeckt hat. Sondern weil ich einfach nicht mehr wollte, dass andere Lebewesen für mein Essen ihr Leben lassen müssen. Veganismus ist hier einfach ganz klar eine Lebens- und eben keine Sterbensphilosophie.
Die Optik, der Geschmack und die Haptik der veganen Alternativprodukte sind genau deshalb sehr stark an das tierische „Original" angelehnt, nur muss dafür niemand sterben. Ein veganes Schnitzel ist somit die perfekte Lösung, bei der alle gewinnen und niemand verliert.

Für das Soja von Veganer:innen wird der Regenwald abgeholzt!
Dieses Vorurteil habe ich tatsächlich schon sehr oft gehört und Fakt ist: Ja, für den Sojaanbau wird tatsächlich der Regenwald abgeholzt. ABER: Die Realität ist, dass etwa 85 % der weltweiten Sojaproduktion nicht für die Ernährung von Menschen verwendet wird, sondern als Futtermittel für die Tiere in der Massentierhaltung.

Aber Löwen fressen doch auch Fleisch!
Das stimmt. Aber zum einen sind Karnivore wie Löwen auf das Fleisch von Zebras und Co. angewiesen. Unser menschlicher Körper hingegen kann hervorragend gänzlich ohne Fleisch auskommen und sowohl tierische als auch pflanzliche Lebensmittel verwerten. Und wenn wir uns anschauen, wie wir an unser Fleisch kommen: Meist liegt es schon geschnitten und fertig abgepackt im Supermarktregal. Optisch so entfremdet, dass man das ehemals lebende Tier dahinter gar nicht mehr erkennen kann. Somit ist der Vergleich mit dem Essverhalten von wilden Tieren nicht zu rechtfertigen.

Aber sie hatten doch ein schönes Leben!
Diese Aussage hat mehrere Schwachstellen. Die größte ist: Wenn das Lebewesen doch ein gutes Leben hat, warum töten wir es dann? Ich selbst habe aktuell auch ein echt tolles Leben und fände es richtig scheiße, wenn jetzt einer käme und es mit dieser Rechtfertigung beendete. Du vermutlich auch. Zumal: Wer bestimmt denn, ob das Leben eines Tieres gut war? Richtig, wir Menschen. Wir lügen uns hierbei selbst in die Tasche. Für mich bedeutet ein gutes Leben auch ein langes Leben und das gewähren wir den Tieren in unserer heutigen Welt nicht. Somit war ihr Leben am Ende alles außer gut.

Aber Pflanzen sind auch Lebewesen!
Das stimmt. Aber die Wissenschaft hat bestätigt, dass Pflanzen unter anderem aufgrund eines nicht vorhandenen Nervensystems nicht in der Lage sind, Schmerzen zu empfinden. Es entsteht kein Leid und da Pflanzen kein Bewusstsein haben, kann auch nicht von Ausbeutung gesprochen werden. Und selbst wenn es so wäre: Rein ethisch wäre es immer noch vertretbarer, Pflanzen zu essen, als die Tiere, die die Pflanzen essen. Bei zweiterem hätte man nur doppeltes Leid.

Die Unverbesserlichen
Ein Hinweis noch zum Ende dieses Kapitels: Es gibt Menschen, denen ist alles scheißegal, die wollen einfach nur ihre Bärchenwurst haben und sie empfinden keinerlei Sympathie mit den Tieren, die dafür ihr Leben lassen müssen. Mit solchen Menschen ist eine Diskussion aussichtslos, bis zu diesem Zeitpunkt, in dem sie selbst Interesse zeigen. Bis dahin kannst du nur selbst als leuchtendes Beispiel ohne mahnenden Zeigefinger vorangehen. Unterschätze nicht, was für eine Strahlkraft das Handeln einer einzelnen Person auf das eigene Umfeld haben kann.

Du kannst diese Person sein und hast nun hoffentlich erst mal ein bisschen Futter für die nächste Diskussion.

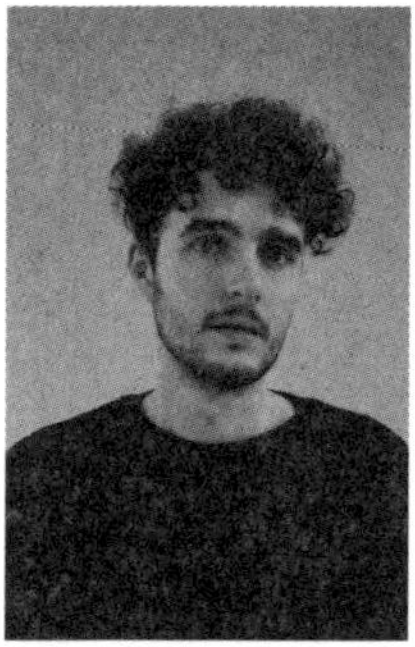
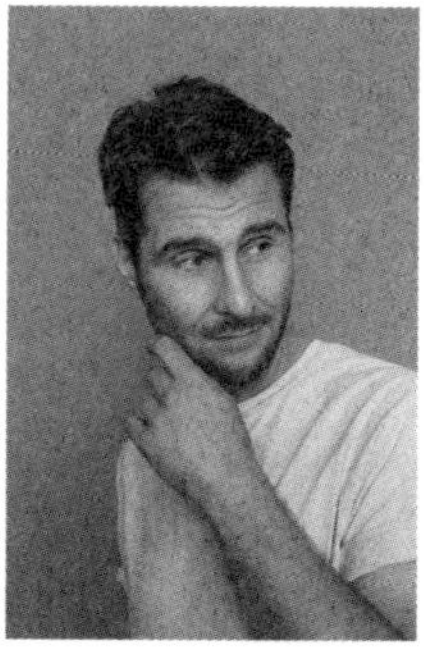
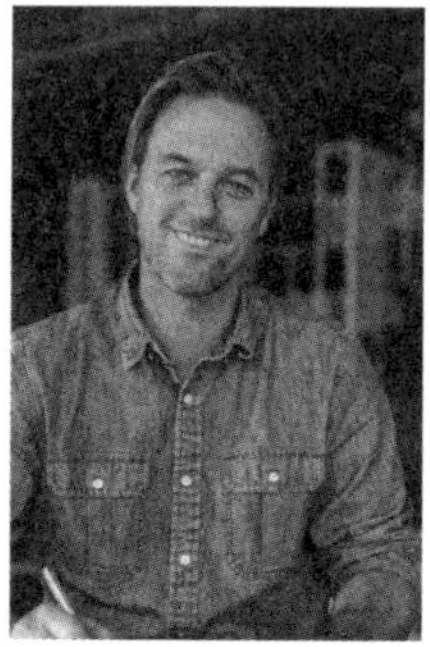
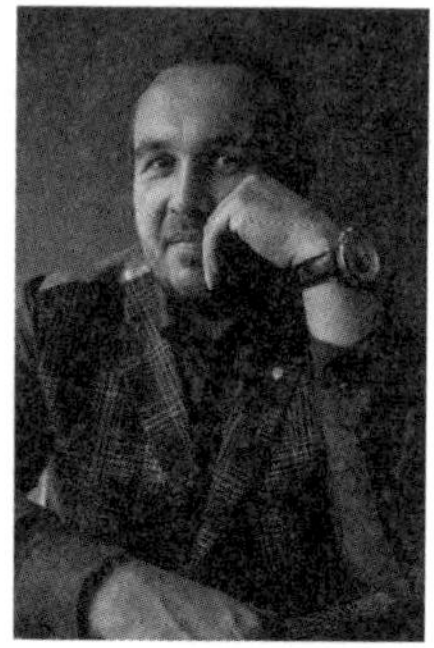
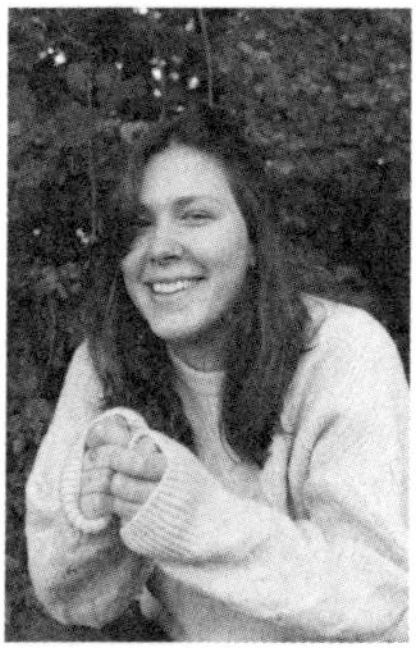
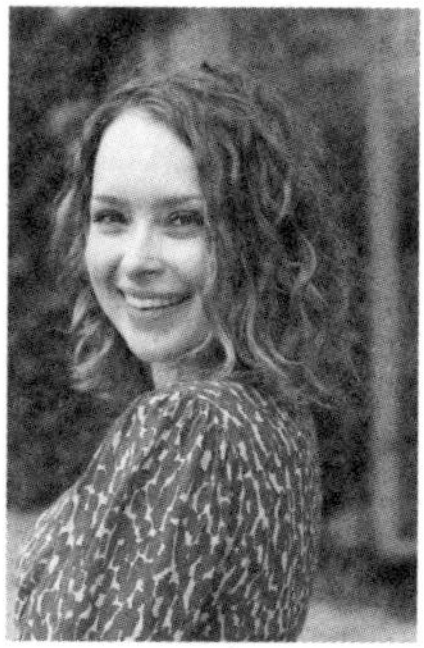
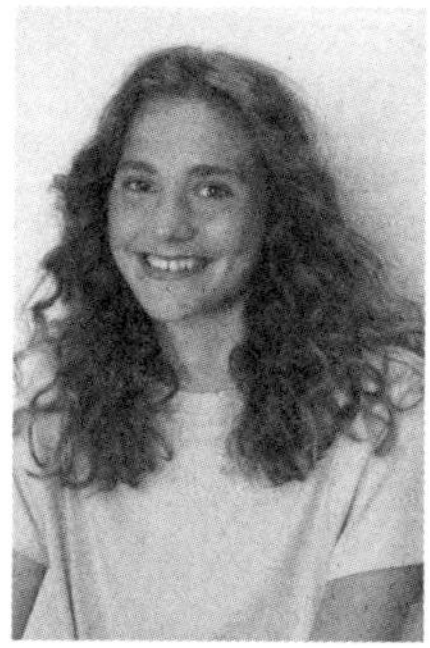
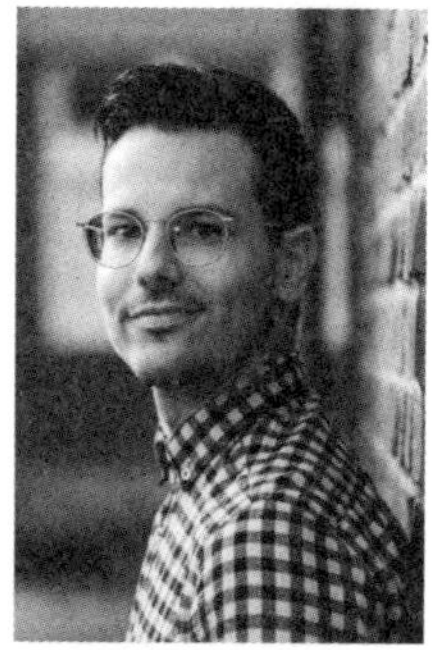
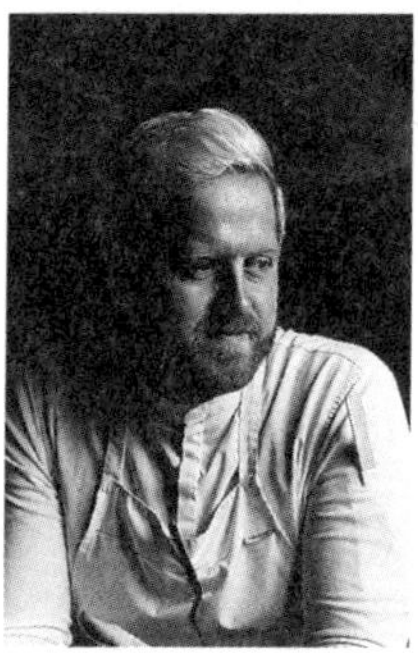
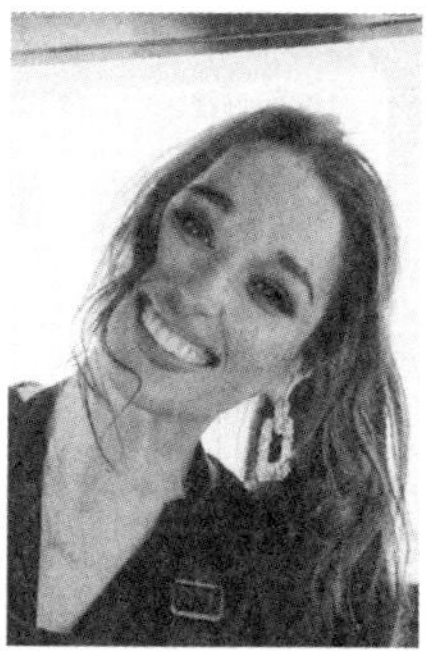
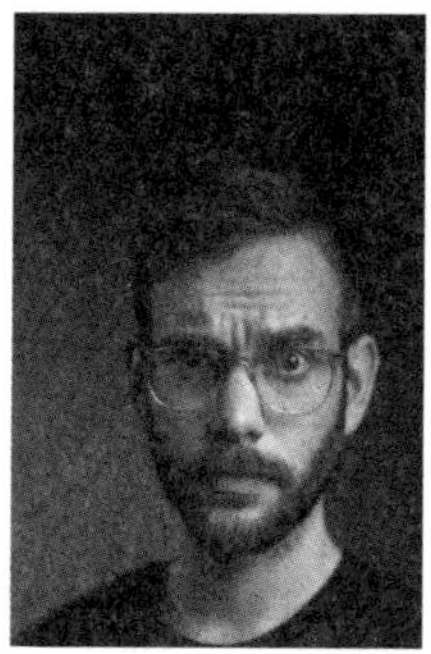
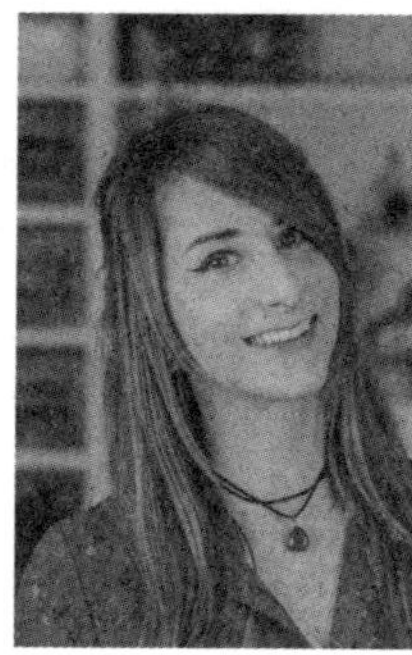

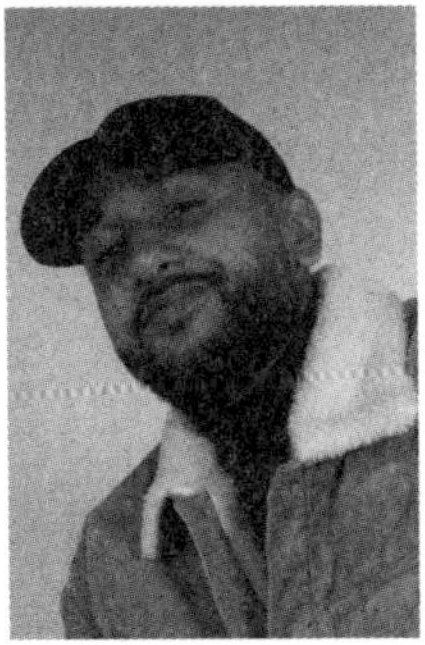 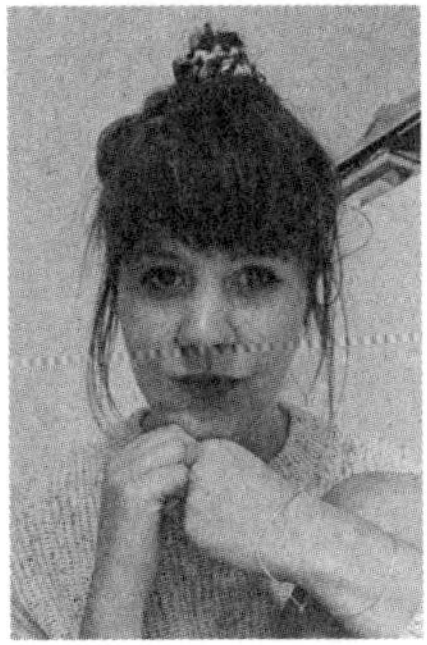

ANDERE VEGANER:INNEN KOMMEN ZU WORT

Im nächsten Kapitel siehst du, wie groß und hilfsbereit unsere Community bereits ist und du bekommst da nochmal ordentlich Input.

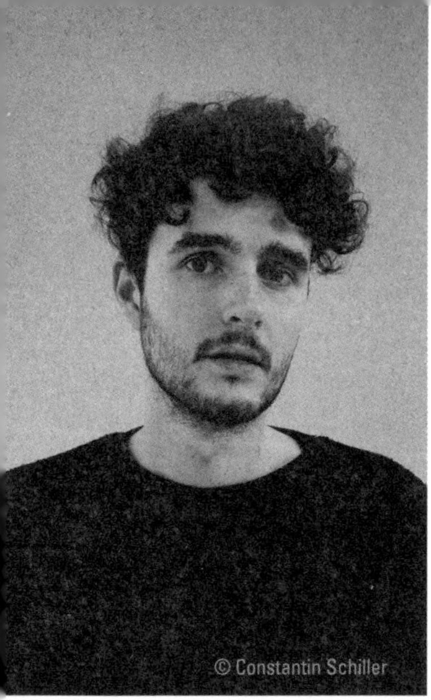

HI, ICH BIN TIM BENGEL

und mache Kunst. Ich möchte in meiner Kunst Innovation und Ästhetik verbinden. So kreiere ich einzigartige Kunstwerke aus Gold und Sand, installierte schon einen Blumenfriedhof in Berlin Mitte und schuf den wertvollsten Avocado-Bagel der Welt, aus sieben Kilo massivem Gold. Zudem habe ich das vegane Restaurant vhy! in Stuttgart mit ins Leben gerufen, wo täglich Menschen von der kulinarischen Kraft der Pflanzen überrascht werden.

Warum ich mich vegan ernähre?
Für mich gilt die goldene Regel der praktischen Ethik: „Behandle andere so, wie du von ihnen behandelt werden willst." Ohne groß nachzudenken, schließt das Massentierhaltung, Tiertransporte und das Töten im Allgemeinen aus. Zudem empfinde ich die ausgewogene pflanzenbasierte Küche als kulinarisch wertvoller und gesünder für Körper und Geist.

Meine Einsteiger-Tipps für alle, die sich gern vegan ernähren wollen?
Umgebt euch mit Menschen, die schon vegan leben. Kocht mit ihnen, lernt ihre besten Rezepte. Geht vielseitig vegan essen oder macht einen Kochkurs. Wie in jeder Ernährungsform solltet ihr versuchen, euch möglichst ausgewogen zu ernähren. Vegan kann sehr gesund sein, ist es aber natürlich nicht automatisch. Anstatt zu bekehren, versucht, euer Umfeld mit leckerem, buntem und vielseitigem Essen zu begeistern.

Website: www.timbengel.com | Instagram: timbengel

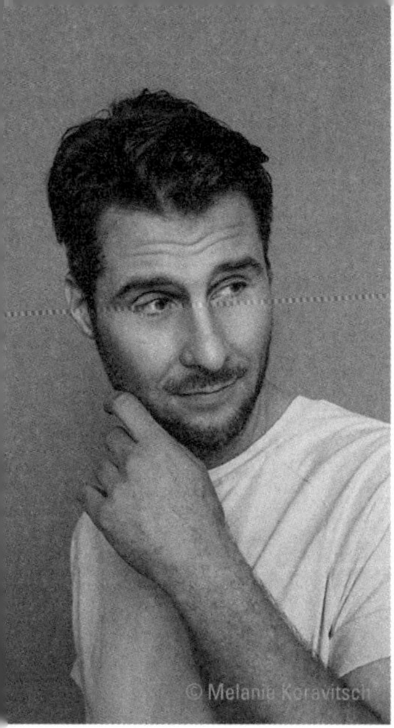

ICH BIN MAURICE GAJDA

Moderator bei RTL (Guten Morgen Deutschland, Punkt6, Explosiv), Musikfreak und vor allem leidenschaftlicher Veganer, ohne dabei auf Mission zu sein. Ich koche ausschließlich vegan und achte dabei auch auf ganz praktische Ansätze. Seitdem es veganen Eiersalat gibt, ist mein Leben komplett.

Warum ich mich vegan ernähre?

Mein letztes Fleisch habe ich mit elf Jahren gegessen – zwei Big Mac zum Preis von einem, mit einem McDonald's-Gutschein. Vegan bin ich seit Anfang zwanzig, was länger her ist, als ich es mir wünsche. Ich habe angefangen auf Fleisch zu verzichten, als ich begriffen habe, was für ein Leid wir Menschen mit der Art und Weise unserer gängigen Tierzucht jedem einzelnen Tier antun. Der Gedanke, dass dieses Würstchen Teil eines lebendigen Tieres war, wurde mir schnell zuwider, was für die Sonntagsküche meiner Mutter schnell zu einem Problem wurde. Heute ist das allerdings kein Problem mehr.

Meine Einsteiger-Tipps für alle, die sich gern vegan ernähren wollen?

Ganz am Anfang Dinge weglassen! Im Restaurant bestellst du das Schnitzel ohne das Schnitzel, aber dafür mehr von den Beilagen. So versteht es die Restaurantkraft am besten! Wenn jemand fragt, kannst du dich gerne erklären. Einen Kaffee mit Hafermilch gibt's in allen großen Kaffeehausketten und in den hippen Baristastuben der Großstädte.

MAURICE GAJDA

Wenn ein Café keine Hafermilch anbietet, können sie nicht böse sein, wenn du deine eigene mitbringst. Als zweites suchst du gastronomische Alternativen. Deutschland 2022 ist weiter, als du denkst. Auch in kleinen Orten werden im Restaurant vegane Alternativen angeboten, auf dem Oktoberfest gibt es in jedem Zelt eine vegane Brotzeit, Großstädte haben unzählige rein vegane Restaurants und der McDonald's an der Autobahn hat mindestens einen veganen Burger und Burger King sogar vier.

Wenn du in den Urlaub fährst, frage im Hotel nach einem veganen Frühstück. Wenn das Haus das nicht anbietet, werden sie auf dich eingehen und vielleicht auch fragen, was du dir wünschst (Hooray, sie machen es dann nur für dich! :-)) – ein veganer Joghurt, veganer Aufschnitt, einen Aufstrich oder auch Müsli werden sie schon hinbekommen. Ich verstehe, dass man Fleisch als Zutat braucht, um ein klassisches deutsches Sonntagsessen zuzubereiten. Check die vielen Fleischalternativen im Supermarkt und hab Spaß daran, dich damit auszuprobieren. Es gibt tolles veganes Gehacktes bis hin zu veganem Eiersalat – alles ist nur einen Einkauf entfernt.

Instagram: mauricegajda
Facebook: Maurice.Gajda

ICH BIN TIMO HILDEBRAND

Geschäftsführer des veganen Restaurants vhy! in Stuttgart, ehemaliger Fußballspieler und im erweiterten Vorstand von Stelp e.V.

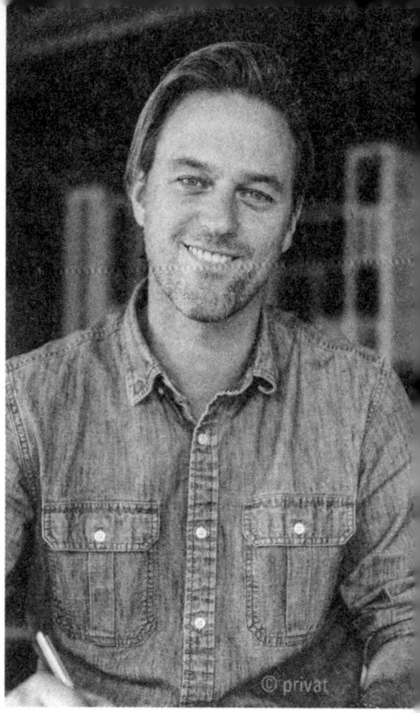

Warum ich mich vegan ernähre?

Ich ernähre mich überwiegend vegan, weil es für mich mehr als logisch ist, auf tierische Produkte zu verzichten. Ich möchte ein Vorbild sein und Menschen dazu inspirieren, pflanzliche Küche auszuprobieren und ihre Vorurteile abzubauen. Wir alle müssen nicht perfekt sein, aber je mehr Menschen sich pflanzlich ernähren, desto lebenswerter wird dieser Planet in der Zukunft sein. Ich möchte noch mehr Bewusstsein dafür schaffen.

Meine Einsteiger-Tipps für alle, die sich gern vegan ernähren wollen?

Ausprobieren, machen und ausprobieren. Es ist wichtig, sich heranzutasten und am Anfang nicht zu viel zu wollen. Kleine Dinge ändern und nicht alles auf einmal, um dann eventuell gefrustet damit aufzuhören. Erst z. B. die Milch austauschen und nur noch Pflanzenmilch benutzen. Es gibt mittlerweile so viele Angebote. Was ich aber noch für viel wichtiger halte: sich informieren. Es gibt unglaublich viele Dokus, die einem die Augen öffnen, wie Nahrung hergestellt und was unserem Planeten damit angetan wird.

Website: www.vhydowe.care
Instagram: @timohildebrand1

ICH BIN ROBERT HOFMANN.

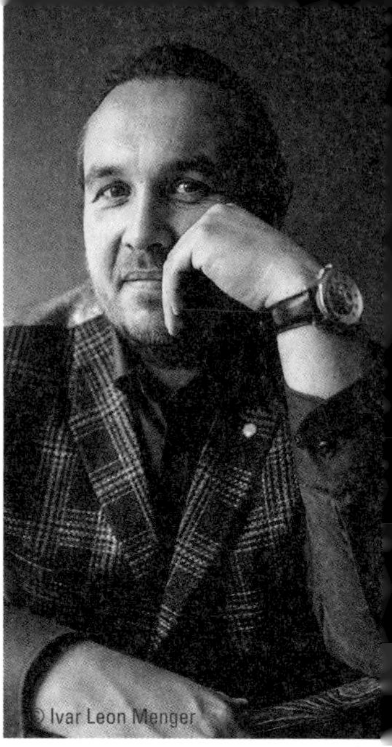

Nach dem Abitur begann ich als Schauspieler für Film sowie TV zu arbeiten, merkte aber schnell, dass man dort in die immer gleichen Schubladen gesteckt wird, was ich schlichtweg langweilig fand. 2011 startete ich dann meinen YouTube-Kanal, auf dem ich mich bis heute mit den Themen Film, Serien sowie Dokumentationen auseinandersetze. Zusätzlich betreibe ich einen Podcast und darf immer wieder Filmevents und Premieren mitgestalten und moderieren.

Warum ich mich vegan ernähre?

Früher ist kein Tag vergangen, an dem ich nicht Fleisch oder Wurst gegessen habe. Es war undenkbar für mich, vegetarisch und erst recht vegan zu leben. Doch dann verstarb einer der beiden Wellensittiche von meinem Vater und am Telefon erzählte er mir, wie traurig ihn das mache, besonders weil dieser kleine Vogel immer seine besonderen Eigenheiten hatte.

Ich schaute mir unsere drei Katzen an und musste mir eingestehen, dass auch sie ihre Macken und Verhaltensweisen an den Tag legen, für die man sie letztendlich liebt. Und wenn Wellensittiche und Katzen eigene Persönlichkeiten haben, dann erst recht Hühner, Schweine, Kühe, Schafe, Ziegen und was wir sonst noch gern alles an Fleisch essen.

Ab diesem Tag lebten meine Frau und ich vegetarisch. Der Wechsel ist mir alles andere als leichtgefallen. In den drei darauffolgenden Jahren setzte ich mich immer wieder mit dem Tierwohl, der Nachhaltigkeit und ethischen Aspekten der Ernährung auseinander, und auch wenn es diese Jahre gebraucht hat, ernähren wir uns nun seit Oktober 2019 vegan. Ich habe so viele neue Zutaten, Zubereitungsarten und Geschmäcker entdeckt, dass es für mich kein Zurück mehr gibt. Nie habe ich so gesund gegessen, nachhaltig eingekauft und so leidlos meinen Hunger gestillt. Ich liebe es.

Meine Einsteiger-Tipps für alle, die sich gern vegan ernähren wollen?
Nehmt euch Zeit. Sich vegan zu ernähren, ist kein Sprint, sondern ein Marathon und wenn man weit gehen möchte, dann tut man das besser in guter Gesellschaft. Zunächst ist jeder Schritt in die richtige Richtung wichtig und man muss nicht von heute auf morgen ausschließlich pflanzliche Lebensmittel verzehren. Habt Geduld, probiert euch aus, und wenn etwas nicht sofort klappt, dann verurteilt euch nicht dafür. Der Wille, sich vegan zu ernähren, muss intrinsisch sein. Tut es nicht für eure:n Partner:in, für eure Eltern, die Freund:innen oder die Gesellschaft. In erster Linie müsst ihr es für euch probieren. Aber die gute Nachricht lautet: sich vegan zu ernähren, war noch nie so einfach wie heute. Die Regale in den Supermärkten sind voll von Produkten, die es euch leicht machen, eure bisherigen Lieblingsgerichte zu „veganisieren" und mit der Zeit könnt ihr euch immer mehr daran wagen, ganze neue Rezepte und Geschmacksrichtungen zu erforschen. Tauscht euch auch mit euren Mitmenschen aus. Über eure Beweggründe, eure Gedanken zu dem Thema und versucht vor allem, dabei weder selbst militant zu sein noch euch von den Scherzen von Mischköstler:innen, und ja, davon wird es sehr sehr viele geben, angegriffen zu fühlen. Ich selbst war am Ende sehr überrascht, wie einfach es sein kann, erste Schritte als Veganer:in zu gehen.

YouTube: Robert Hofmann | Instagram: robert_hofmann

HALLO, ICH BIN JANA

und mache seit 2014 unter dem Namen JANAklar Content auf verschiedenen Onlineplattformen. In den letzten Jahren habe ich mich auf die Themen Veganismus, mentale Gesundheit, Nachhaltigkeit und Natur ganz besonders eingelassen.
In 2021 habe ich zusätzlich eine Ausbildung zur Kräuterpädagogin gemacht. Mir ist es besonders wichtig, Teil von Bewegungen zu sein, die das Leid auf der Erde verringern und somit Grundlegendes ändern möchten.

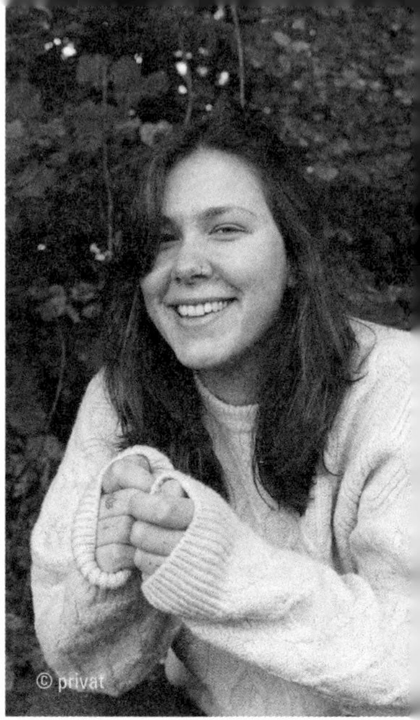
© privat

Warum ich mich vegan ernähre?
Ich ernähre mich seit 2015 fleischlos und seit 2017 vegan. Ich bin in einer Familie aufgewachsen, in der eine Mahlzeit erst dann eine ist, wenn Fleisch ein Teil davon ist. Zitat meines Vaters: „Ansonsten ist es nur Beilage."

Mein Umstieg auf vegetarisch kam erst durch eine Ernährungsumstellung für meine körperliche Gesundheit. Als ich dann aber 2017 ganz klassisch eine Nacht lang Dokus und Videos zum Thema Veganismus gebinged hatte, konnte ich mir nicht mehr vorstellen, nicht vegan zu leben.
Für meine Entscheidung gibt es also mehrere Gründe. Ich möchte einfach nicht für den Tod oder die Ausbeutung von Tieren verantwortlich sein, wenn es doch heutzutage so leicht ist, das zu vermeiden.

JANAKLAR

Dazu geht es mir körperlich seit meiner Umstellung einfach besser. Die Umwelt dankt mir auch, wenn ich mich pflanzlich ernähre oder generell so konsumiere.

Meine Einsteiger-Tipps für alle, die sich gern vegan ernähren wollen?
An alle, die auch Bock auf ein tierleidfreies Leben haben:

Schau dir alle Dokus zum Thema an, die du finden kannst. Der Rest erledigt sich von selbst. Falls das bei dir nicht der Fall sein sollte, versuche mit Neugier erst mal nur an eine Ernährungsumstellung heranzutreten. Es gibt so viele tolle vegane Rezepte online, die richtig Spaß machen. Entdecke neue Lebensmittel wie Hülsenfrüchte oder Obst und Gemüse, das du noch nie probiert hast.

Youtube: JANAklar
Instagram: janaklar

Veröffentlichtes Werk:
Mein Konsumtagebuch | Besser leben durch bewussten Konsum

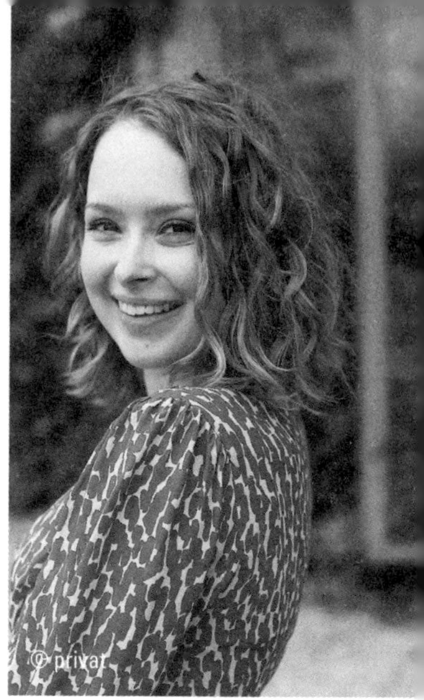

ICH HEISSE
LISA SOPHIE LAURENT

und bin Content Creatorin, Moderatorin und Autorin. Mir liegen besonders die Themen Nachhaltigkeit, vegane Ernährung und mentale Gesundheit am Herzen. Deswegen teile ich auf Instagram und YouTube regelmäßig Inspirationen und meine eigenen Erfahrungen mit den Themen.

Warum ich mich vegan ernähre?

Hauptsächlich aus Tierwohl- und Klimaschutzgründen. Ich bin in einer bayerischen Familie groß geworden, in der bis zu viermal am Tag Fleisch und Wurst gegessen wurde. Erst, als ich für mein Studium von zu Hause weggezogen bin, habe ich das hinterfragt und gemerkt, dass das eigentlich überhaupt nicht mit meinen Werten zusammenpasst. Ich möchte nicht, dass Tiere meinetwegen leiden und sterben müssen. Vor allem dann nicht, wenn ich meine Ernährung stattdessen auch so einfach rein pflanzlich gestalten kann. Außerdem ist da noch der unglaublich hohe CO2-Ausstoß, den die Herstellung tierischer Produkte verursacht. Nur um zwei der für mich wichtigsten Argumente zu nennen – die Liste ist immer länger geworden, je mehr ich mich mit dem Thema auseinandergesetzt habe.

LISA SOPHIE LAURENT

Meine Einsteiger-Tipps für alle, die sich gern vegan ernähren wollen?
Da ich ja auch immer einen großen Fokus auf das Thema mentale Gesundheit lege, finde ich es ganz wichtig, auf die eigenen individuellen Lebensumstände zu schauen. Wohnst du in der Stadt oder auf dem Land? Lebst du allein oder mit anderen Menschen zusammen, auf die du vielleicht Rücksicht nehmen musst? Wie viel mentale Kapazität hast du, um dich mit veganer Ernährung auseinanderzusetzen? Um mal zwei besonders unterschiedliche Beispiele zu nennen: Eine Person, die allein in der Großstadt lebt und viel Zeit zum Einkaufen und Kochen hat, hat natürlich ganz andere Startbedingungen als jemand auf dem Land, mit einer großen Familie und vielen Verpflichtungen. Daher wäre es mein wichtigster Tipp, geduldig mit sich selbst zu sein. Geht das Thema Schritt für Schritt an, in einem Tempo, bei dem euch das Ganze noch Spaß macht. Denn so bleibt man auch dauerhaft dran. Versucht es vielleicht zunächst mal mit einem veganen Tag pro Woche und testet euch durch viele verschiedene vegane Produkte. Probiert dabei bitte mehr als nur puren Naturtofu, denn der schmeckt den meisten Veganer:innen ehrlicherweise auch nicht (auch wenn dieser Philipp Steuer ein tolles Video dazu haben soll, wie man Tofu richtig gut hinkriegt – also hab ich gehört).

YouTube: Lisa Sophie Laurent
Instagram: lisasophielaurent

Veröffentlichte Werke:
Wie ich aufhörte, perfekt sein zu wollen
Halt die Klappe, Kopf

ICH BIN

MAYA LEINENBACH

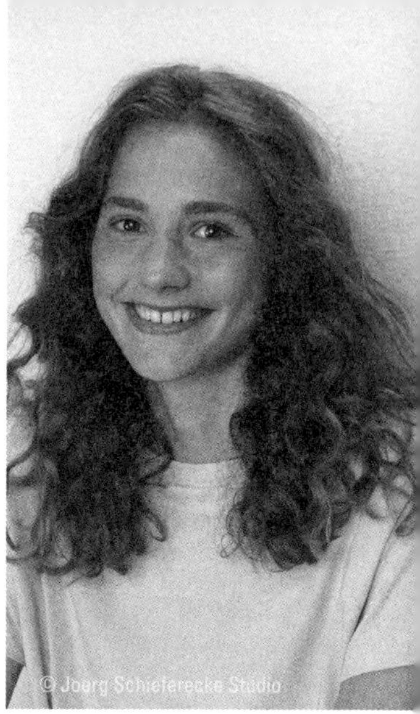

auch bekannt als „fitgreenmind“ auf Instagram, wo ich seit 2019 einen Foodblog führe. Dort poste ich jede Woche fünf einfache, vegane Rezepte, die für jede:n geeignet sind. Dadurch will ich auch Nicht-Veganer:innen dazu inspirieren, öfter mal etwas Veganes zu kochen und ihnen zeigen, dass veganes Essen nicht kompliziert, teuer und langweilig sein muss.

Warum ich mich vegan ernähre?

In erster Linie ging es mir um das Vermeiden des unnötigen Tierleides. Ich dachte immer, zur Herstellung von Milch, Käse etc. müssten keine Tiere ausgebeutet werden, leider ist das Gegenteil der Fall, weswegen ich diese Produkte nicht mehr mit gutem Gewissen konsumieren konnte und schlussendlich ersetzt habe.

Genauso wichtig ist mir der Umweltaspekt, mittlerweile spüren wir schon die ersten Folgen des Klimawandels und da ich bisher noch zu jung zum Wählen war, ist mein Einkaufszettel meine Art „Wahlzettel“. Der Verzicht auf tierische Produkte ist für mich der einfachste Weg, meinen eigenen ökologischen Fußabdruck zu verringern und somit unseren Planeten auch noch für nachkommende Generationen zu schützen.

MAYA LEINENBACH

Meine Einsteiger-Tipps für alle, die sich gern vegan ernähren wollen?
Am besten informiert man sich im Vorfeld erst mal, was überhaupt alles vegan ist, welche Nährstoffe vielleicht kritisch sein könnten. Außerdem sollte man wissen, warum man sich zu dieser Umstellung entschieden hat: wie z. B. Tierleid, Klimawandel, gesunde Ernährung oder auch einfach nur Neugierde. Danach würde ich mich auf meine alltägliche Ernährung fokussieren und schauen, welche Lebensmittel ich eigentlich ersetzen muss – oftmals ist das nämlich gar nicht so viel, wie man denkt. ;-)

Als nächstes sollte man Produkte ausprobieren, mit denen man diese Lebensmittel ersetzen kann. Um das zu finden, was einem wirklich schmeckt, probiert man am besten wirklich unterschiedliche Produkte von verschiedenen Marken aus. Zu guter Letzt sollte man sich aber auch nicht stressen. Auch wenn man mal aus Versehen etwas „Unveganes“ gegessen hat oder der Pizza nicht widerstehen konnte, ist das nicht schlimm. Es kommt aufs große Ganze an, auch kleine Schritte haben Wirkung und keiner startet perfekt.

Website: www.make-it-maya.com
Instagram: Fitgreenmind
TikTok: Fitgreenmind
YouTube: Fitgreenmind

Veröffentlichtes Werk: „Ach, das ist vegan?“
erhältlich bei: www.make-it-maya.com/

ICH BIN NIKO RITTENAU

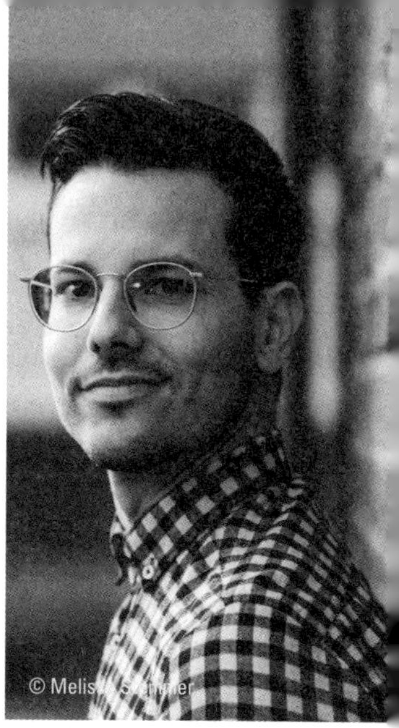

Ernährungswissenschaftler mit Schwerpunkt auf vegane Ernährung. Mit meinen Bestseller-Büchern „Vegan-Klischee ade!" und „Vegan ist Unsinn!" liefere ich vegan lebenden Menschen alle wichtigen Informationen für eine bedarfsgerechte vegane Ernährung und entkräfte darin viele Vorurteile und Mythen.

Warum ich mich vegan ernähre?
Ich ernähre mich aus ethischen Gründen vegan. Natürlich kann eine vegane Ernährung im Vergleich zur derzeit üblichen westlichen Mischkost auch umweltverträglicher sein und bei korrekter Umsetzung kann sie auch gesund sein, aber der Kern des Veganismus liegt in der Tierethik und der Frage, was uns das Recht gibt, trotz fehlender Notwendigkeit andere Tiere für unsere Zwecke auszubeuten.

Eine intensive Auseinandersetzung mit dieser Thematik zeigt auf, dass es hierfür keine Rechtfertigung gibt und daher folge ich meinem ethischen Kompass und lebe trotz gewisser Unbequemlichkeiten und Einschränkungen im Alltag seit 2013 vegan.

Meine Einsteiger-Tipps für alle, die sich gern vegan ernähren wollen?
Ich habe auf meinem YouTube-Kanal eine frei zugängliche Videoreihe mit meinen zehn Tipps für eine gesunde vegane Ernährung. Wenn man die verinnerlicht hat, macht man im Grunde das allermeiste richtig. Vegane Ernährung ist keine Raketenwissenschaft,

NIKO RITTENAU

aber es gilt dennoch, die Grundsätze der veganen Ernährung zu kennen, um auch langfristig gesund zu bleiben. Noch mehr Infos zum guten Einstieg in die vegane Ernährung gebe ich in meinem Buch „Vegane Ernährung für Einsteiger".
Abseits dieser zehn Tipps und meinem Buch halte ich es am Anfang für wichtig, auch den psychologischen Aspekten einer Ernährungsumstellung genügend Beachtung zu schenken. Ernährung nimmt eine bedeutende Rolle in unserem Alltag ein, sie ist emotional behaftet und hat auch viele soziale Komponenten. Veränderungen in unserem Essverhalten haben daher oft weitreichende Auswirkungen, auch abseits der reinen Veränderungen der Mahlzeiten. Dessen sollte man sich bewusst sein. Niemand muss von jetzt auf gleich ein perfekter Veganer sein und man sollte daher auch nicht zu streng mit sich selbst sein. Wir leben nun mal aktuell noch in einer nicht-veganen Welt und jeder Schritt in die richtige Richtung ist bereits ein guter.

Website: www.nikorittenau.com
YouTube: Niko Rittenau
Instagram: niko_rittenau

Veröffentlichte Werke:
„Vegan-Klischee ade!"
„Vegan-Klischee ade! Das Kochbuch"
„Vegan Low-Budget"
„Vegan ist Unsinn!"
„Vegane Ernährung für Einsteiger"

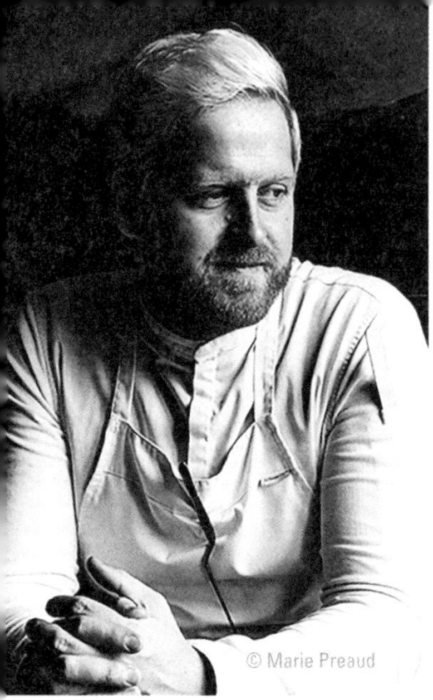

© Marie Preaud

HI, ICH BIN RICKY SAWARD

Küchenchef, Geschäftsführer und Miteigentümer des „Seven Swans" in Frankfurt – dem ersten veganen Sterne-Restaurant der Welt.

Warum ich mich vegan ernähre?

In allererster Linie koche und ernähre ich mich aus nachhaltigen Gründen vegan. Um die Welt zu einer besseren zu machen, Regionalität und Saisonalität wieder zurück in den Alltag zu bringen und das so nachhaltig und ressourcenschonend, wie es geht. Das ist meine Philosophie und Mission. Es liegt an uns Köchen in der Spitzengastronomie, wir geben den Ton an und sind auch in der Lage, Trends zu schaffen. Warum nicht auch Veränderungen in Bereichen wie Massentierhaltung? Denn genau da liegt der zweite Grund, warum ich mich zur veganen Ernährung umentschieden habe. Ich übe diesen Beruf jetzt seit siebzehn Jahren aus und habe so langsam wirklich alles schon gesehen. Am anstrengendsten wurde für mich das Arbeiten mit Tieren. Ich hatte grundsätzlich schon immer ein großes Problem mit z. B. dem Kochen von Hummer, dem Filetieren von Fisch oder generell dem Zerlegen von Tieren. Ab einem gewissen Alter reflektiert man sich sehr viel und hinterfragt. Für mich kam das berufliche Umdenken 2018 mit einem vegetarischen Konzept, welches auch mit einem Stern ausgezeichnet war. Damals waren wir 1 von 5 weltweit, was auch ziemlich ernüchternd war von der globalen Entwicklung. 2019 kam der komplette Verzicht auf tierische Produkte. Was für mich privat und das „Seven Swans" der nächste sinnvolle Schritt in Richtung zukunftsorientierte Kulinarik war. Beruflich aber war es ein sehr schwieriger Schritt, mit viel Risiko, den Stern zu verlieren. Vegan, regional, saisonal, nachhaltig und ein „Farm to table"-Konzept. Etwas, was zuvor nie jemand gemacht hat. Der Mut wurde belohnt, somit kam 2020 der erste vegane Stern weltweit. Trotzdem ist es immer noch ein sehr harter, steiniger Weg, denn nicht jeder Guide, der Restaurants testet, ist leicht von veganer Küche zu überzeugen, die meisten sind engstirnig und voreingenommen. Aber früher oder später werden auch die sich Gedanken machen müssen.

Meine Einsteiger-Tipps für alle, die sich gern vegan ernähren wollen?
Es ist ganz einfach: Es gibt kein Rezept. „Back to the roots", kochen aus dem Bauch heraus, seinen Verstand und seinen Geschmackssinn benutzen. Mit einfachsten Tricks und Techniken zu den köstlichsten Resultaten kommen. Wir sind in einer Zeit angekommen, wo es alles in veganen Alternativen zu kaufen gibt, sogar preiswert. Es gibt einfach keine Ausreden mehr. Man muss halt nur mal anfangen, sich mit Gemüse mehr auseinanderzusetzen. Inhaltsstoffe, Beschaffenheiten, Garpunkte usw., auch ich musste das und es ist gar nicht so komplex, wie ich dachte.
Geschmacklich hat man viel mehr Möglichkeiten, es ist definitiv gesünder und macht um Längen mehr Spaß als alles andere.
Abgesehen davon würde es die Welt zu einem besseren Ort machen. <3

Website: www.sevenswans.de
Facebook: sevenswansfrankfurt
Instagram: rickyleakz

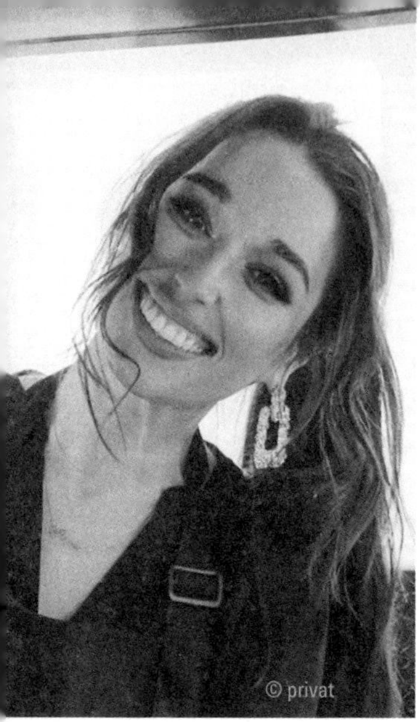
© privat

MEIN NAME IST SERAYI

von orienttrifftvegan. Zweifache Kochbuchautorin, Spiegel-Bestseller-Autorin und Inhaberin eines Onlineshops mit einem orientalischem Gewürze-Basar und anderen tollen Waren. Meine Leidenschaft ist es, Menschen mit Rezepten in Büchern und auf Instagram zu inspirieren, um zu zeigen, wie unglaublich lecker und vegan die orientalische traditionelle Küche sein kann.

Warum ich mich vegan ernähre?

Ich ernähre mich vegan, weil ich kein Teil von Tierleid sein möchte. Da Tiere emotionale, gefühlvolle Lebewesen sind und ich nicht für fünf Minuten Geschmack einem Lebewesen das Leben nehmen möchte. Vor allem aber auch, weil derselbe Geschmack auch ohne Tier geht. Früher habe ich das Ganze für mich mit dem Argument „halal" legitimiert. Nachdem ich mich aber intensiv mit dem Thema halal auseinandergesetzt hatte und feststellen musste, dass halal doch nicht die romantische Vorstellung ist, die ich in meinem Kopf hatte, hat sich das vegane Kochen von Tag zu Tag mehr in meinem Leben etabliert.

SERAYI

Meine Einsteiger-Tipps für alle, die sich gern vegan ernähren wollen?

Step by step! Erwartet von euch nicht, von heute auf morgen alles perfekt umsetzen zu müssen. Mir hat es geholfen, nach und nach die Lebensmittel auszutauschen. Anstatt mit Kuhmilch zu backen, einfach mal Haselnussmilch für den nächsten Kuchen verwenden. Step by step neue Lebensmittel entdecken und sie in den Kühlschrank einziehen lassen – ihr werdet es lieben!

Website: www.serayi.com
YouTube: orienttrifftvegan
Facebook: Orient trifft vegan Kochbuch - Serayi
Instagram: orienttrifftvegan

Veröffentlichte Werke:
Orient trifft vegan
Orient trifft Fit: Vegan und bewusst Kochen

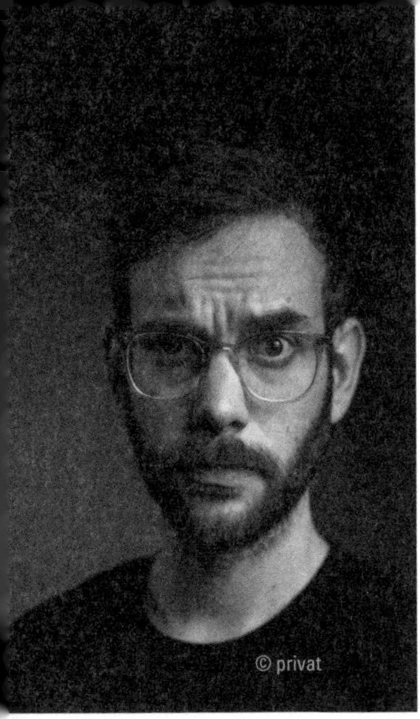

ICH BIN STEVEN SCHUTO

hauptberuflicher YouTuber im Comedy-Duo Space Frogs und versuche dort, auf unterhaltsame, satirische Weise auch mal schwierige Themen anzusprechen.

Nebenbei bin ich noch ein ziemlich schlechter Influencer, der, schon seit er ganz klein ist, gerne kocht. ;)

Warum ich mich vegan ernähre?
Kurz gesagt: wegen meines Gewissens. Freunde von mir haben mal einen veganen Monat gemacht und ich wollte es auch einfach mal aus Interesse probieren. Automatisch habe ich mich dadurch viel mehr mit Nahrungsmitteln und ihrer Herkunft beschäftigt. Hier eine Doku über Massentierhaltung, da ein Beitrag über den Klimaschutz – ich konnte es mir selbst gegenüber einfach nicht mehr rechtfertigen, so weiterzumachen wie früher.

Ich bin aber kein Heiliger. Bei mir gibt es auch mal Ausnahmen, aber ich versuche auf eine gute Qualität und Herkunft der Produkte zu achten.

STEVEN SCHUTO

Meine Einsteiger-Tipps für alle, die sich gern vegan ernähren wollen?
Man darf sich auf keinen Fall damit stressen und die Sache auch gern Stück für Stück angehen. Der Körper muss sich an die Umstellung erst mal gewöhnen. Das geht nicht von heute auf morgen. Zuerst habe ich mir auch gedacht: „Wie soll ich nur ohne Käse überleben?“, aber wenn er erst einmal weg ist, und man 'ne gute Alternative für sich gefunden hat (Hummus ist Leben!), vermisst man ihn überhaupt nicht mehr.

Tatsächlich hat mir auch sehr geholfen, einfach veganen Food-Kanälen zu folgen und deren Rezepte nachzukochen. So bekommt man schnell mit, wie vielfältig vegane Küche ist und man besorgt sich automatisch 'ne gewisse vegane Grundausstattung!

YouTube: spacefrogs
Instagram: stevenschuto

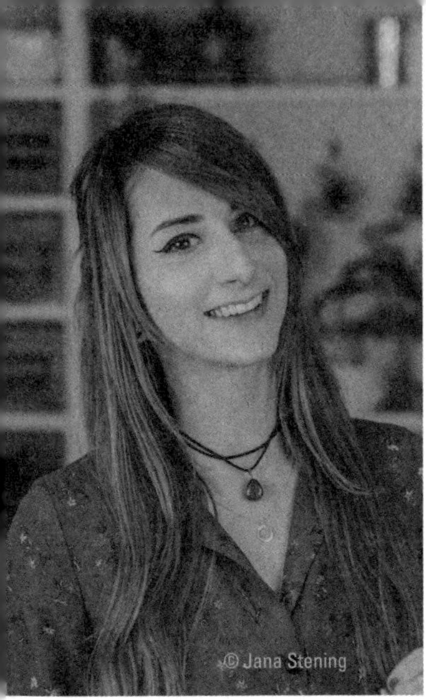

ICH BIN NADINE STEUER

bekannt online als Kupferfuchs und ich bin die Gründerin von Moni, einer veganen Kosmetikmarke, Mutter, Social Media Creator, Buchautorin und mit Philipp verheiratet, der alles gegeben hat, um mit diesem Buch die Welt ein bisschen leidfreier zu machen.

Warum ich mich vegan ernähre?
In allererster Linie, weil ich Tiere liebe und ich sie gern einfach in der Natur stehen sehe. Nach einer Doku über Nutztiere, die mein Mann Philipp mit mir damals anschaute, war – schwupps – der Moment der Entscheidung einfach da: „Das war's. Lass uns vegan werden". :-)
Es war die richtige Entscheidung und ich habe mich nie besser gefühlt.

Meine Einsteiger-Tipps für alle, die sich gern vegan ernähren wollen?
Als Philipp und ich uns kennengelernt haben, waren weder er noch ich vegan. Schnell stellte sich die Frage, was wir überhaupt noch essen dürfen. Nudeln mit Ketchup? Pommes? Ich habe das Glück, dass Philipp schon immer gerne kochte, sehr experimentierfreudig ist und kocht, was ich mir wünsche. Sogar Pilze, obwohl er die hasst. ;-)
Aber gebt auch Tofu eine Chance, der kann wirklich gut schmecken! Und falls nicht: Seid offen, weil die vegane Küche tatsächlich mehr als Tofu zu bieten hat. Setzt euch nicht unter Druck und geht bei kleinen Ausrutschern mit euch nicht zu sehr ins Gericht. Jeder Schritt in die richtige Richtung ist ein guter Schritt.

NADINE STEUER

Jetzt haben natürlich nicht alle von euch einen Philipp daheim am Herd stehen, der euch bekocht. Aber ihr könnt euch aus so vielen Ecken Support holen. Ich lerne trotz einiger Jahre veganer Ernährung immer noch dazu. So wie Philipp gerne kocht, liebe ich veganes Backen und hier kann ich ebenfalls nur sagen: Ich vermisse nichts und leckere Kuchen, Törtchen und Snacks kann man auch problemlos rein pflanzlich zaubern. Schaut gerne hierzu auch mal in mein Backbuch oder bei meinem YouTube-Kanal vorbei. Holt euch Inspirationen und ganz wichtig: Probiert euch aus! Habt Spaß dabei! Der Rest kommt von alleine.
PS: Philipp, wenn du das hier liest: Ich bin super stolz auf dich! <3

Website: www.einfachvegantastisch.de
Facebook: kupferfuchs
Instagram: kupferfuchs
TikTok: kupferfuchs
YouTube: kupferfuchs

Veröffentlichte Werke:
Einfach vegantastisch backen
Einfach vegantastisch – Vegane Rezepte für deinen Alltag.

ICH BIN

CHRIS WASHINGTON

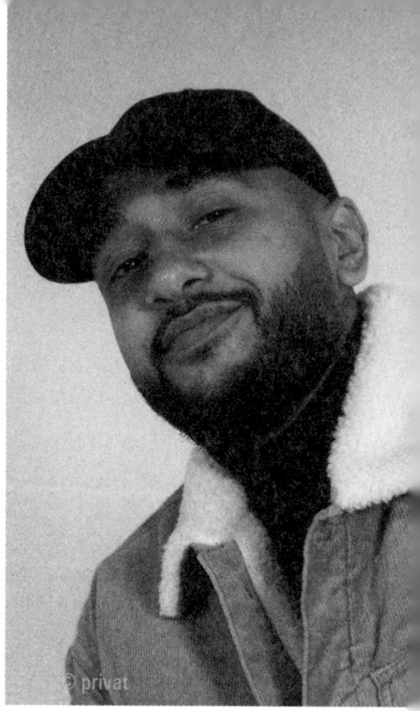

Content Creator im veganen Food-Bereich, auch bekannt unter meinem Channel-Namen @veganewunder. Mein Ziel ist es, Menschen zu zeigen, wie lecker und einfach die vegane Ernährung sein kann und dass man dabei auf nichts verzichten muss.

Warum ich mich vegan ernähre?
Ich habe vor knapp fünf Jahren einige Dokumentationen gesehen, die mich über die Ausbeutung von Tieren aufgeklärt haben.

Mir war bis dahin nie so deutlich bewusst, wie wir mit fühlenden Lebewesen umgehen. An dem Tag ist mir klar geworden, dass ich kein Teil dieser Ungerechtigkeit mehr sein möchte. Es hat knapp zwei Jahre gedauert, bis ich zum Punkt gekommen bin, an dem ich sagen kann, dass ich mich komplett vegan ernähre. Es war ein langer Weg, aber es hat sich allemal gelohnt!

Meine Einsteiger-Tipps für alle, die sich gern vegan ernähren wollen?
Jeder Einstieg in etwas Neues ist mit Hürden verbunden. Man sollte sich bewusst machen, dass nur die wenigsten es schaffen, sich von einem Tag auf den anderen komplett

vegan zu ernähren. Daher sollte man sich auch nicht unnötig verrückt machen, wenn die Umstellung etwas länger dauert. Dass man diesen Schritt überhaupt wagt, zeigt sehr viel Charakter und Stärke.

Was mir sehr geholfen hat, ist, mich intensiv mit veganer Ernährung auseinanderzusetzen. Dadurch wusste ich, was mein Körper braucht, wo ich es herbekomme und wie ich es am besten zubereite. Außerdem gibt es viele Veganer, die unheimlich gute Aufklärungsarbeit auf Social-Media-Plattformen leisten, von denen man viel Wissen mitnehmen kann.

Die vegane Community ist größtenteils sehr unterstützend und ist glücklich darüber, anderen helfen zu können.

Tiktok: veganewunder
Instagram: veganewunder
Pinterest: veganewunder
Youtube: veganewunder

Veröffentlichtes Werk:
„VEGAN OHNE VERZICHT"
erhältlich bei www.veganewunder.de

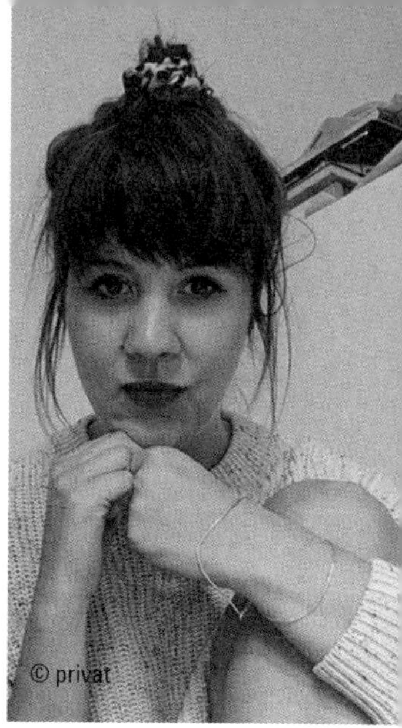
© privat

HALLO, ICH BIN KATHRIN WEẞLING

und ich bin Autorin und Journalistin.

Warum ich mich vegan ernähre?

Ich esse schon seit 24 Jahren kein Fleisch mehr, als Kind war ich mit 12 in einer Kurklinik, in der ich mit vegetarischem Essen in Berührung kam (komme aus einer Familie, in der dreimal am Tag Fleisch gegessen wird) und hab so gelernt, dass vegetarisches Essen einfach viel besser schmeckt und für mich auch moralisch vertretbarer ist. Vor ein paar Jahren habe ich dann angefangen, phasenweise vegan zu leben und mache das auch immer noch, weil das der einzig logische und konsequente Schritt gegen Tierleid ist und ich das als meine moralische und ethische Pflicht betrachte.

Meine Einsteiger-Tipps für alle, die sich gern vegan ernähren wollen?

Es ist leichter, erst mal vegetarisch zu leben und zu lernen, ohne Fleisch zu essen. Dann kann man leichter auch Veganer:in werden.

Am Anfang würde ich da trotzdem nicht so hart mit mir sein, es dauert einfach, bis man herausgefunden hat, wie man das in seinem Alltag umsetzen kann. Besser fünf vegane

KATHRIN WEẞLING

Tage in der Woche und zwei vegetarische, als es gleich frustriert ganz aufzugeben. Nüsse sind deine Freunde. Falafel und Hummus auch. Und nein, du musst nicht nur Salat essen, es gibt sogar sehr geile vegane Hausmannskost (mein Steckenpferd, hehe).

Website: www.kathrin-wessling.de
Twitter: ohhellokathrina
Instagram: ohkathrina

Veröffentlichte Werke:
Drüberleben.
Kaffee und Kuchen.
Morgen ist es vorbei.
Super und dir?
Nix passiert.

OUTRO

Ich komme gerade aus dem Supermarkt und freue mich wie ein kleines Kind, denn aus einem
„Fuck, wir haben nichts mehr zum Frühstücken da"-Einkauf wurde ein **„Ohaaa, das muss ich unbedingt Nadine zeigen"-Erlebnis.**

Was ist geschehen? Nun, während ich diese Zeilen hier gerade schreibe, ist Ostern bereits in Sichtweite und entsprechend haben die Supermärkte ihr komplettes Sortiment final auf Osterhasen, Eier und Co. umgestellt. Gut, das war auch gefühlt schon kurz nach Weihnachten so, aber heute habe ich es bewusst wahrgenommen.
Ich hatte gerade den Einkauf zusammen und schob den Einkaufswagen mit meinem Sohn vor mir her, als ich kurz vor dem Kassenbereich den Süßigkeiten-Aufsteller eines großen veganen Schokoladenherstellers sah, der in Köln das Schokoladenmuseum betreibt. Mein veganer Augendetektor scannte die Produkte und schlug gleich zweimal bei dem Vegan-Logo an. Zum allerersten Mal hielt ich jetzt vegane Schokoladen-Eier in der Hand, in deren Innerem sich eine vegane Schokocreme befindet. Alles basierend auf Hafermilch.

Das mag für dich jetzt vielleicht unspektakulär klingen, aber ich habe so gefüllte Schokoladenteile immer geliebt und jedes Jahr in großen Mengen vor Ostern in mich reingeschaufelt. In den letzten Jahren waren das meist irgendwelche Zartbitter-Hasen und -Küken, aber geschmacklich so richtig abgeholt haben die mich nie. Ich musste einfach nur bis 2022 warten, bis mir dieser Traum erfüllt wurde. Neben den Eiern packte ich auch einen Schokoladenhasen aus Hafermilch ein und fuhr unfassbar gehyped nach Hause zu meiner Frau, die ebenfalls ein großer Schokoladenfan ist. Und was soll ich sagen: Ich fühlte mich wie im veganen Himmel, denn beides schmeckte einfach wunderbar und meine Geschmacksknospen explodierten. Ich bin ehrlich: Keine Ahnung, ob das ansatzweise wie Kuhmilch-Schokolade schmeckt, ist mir aber auch scheißegal, ich liebe die vegane Version.

Das Tolle am Vegansein ist auch, dass ich plötzlich Kleinigkeiten wieder erleben und schätzen lernen darf. Als ich Nadine erzählte, dass ich diesen Moment ins Nachwort hier packen werde, schaute sie mich skeptisch an, weil er so nichtig wirkt. Das magst du vielleicht oder jemand anderes auch so sehen, aber für mich ist diese Erfahrung wirklich sinnbildlich für den Wandel, den ich die letzten Jahre durchlebt habe.

Durch das Aussteigen aus diesem typischen **„Wir essen das so, wie wir es nun mal kennen"**-Hamsterrad nehme ich Nahrung plötzlich viel achtsamer wahr und kann mich so eben auch wieder über einen kleinen Schokohasen freuen, der vorher fünfundzwanzig Jahre lang für mich selbstverständlich war. Aber Selbstverständlichkeit führt dazu, dass wir über die Prozesse hinter den Dingen nicht mehr nachdenken, mehr oder minder automatisiert handeln und es eben als natürlich gegeben ansehen, dass da 500 Gramm gepresstes Hackfleisch in einer Schale im Regal liegt und nur 2,49 Euro oder im Angebot nicht mal 1,99 Euro kostet.

Wir leben nach wie vor in einer Gesellschaft, in der vegan als „nicht natürlich“ deklariert wird, obwohl die Welt, in der wir leben, selbst schon lange nicht mehr natürlich ist. Wir haben uns von der Natur entfernt und Kinder denken teilweise, dass Kühe immer Milch haben und aus diesem Grund für uns im Stall stehen. Der Bezug zu anderen Lebewesen ist uns – sofern wir sie nicht als Haustiere deklariert haben – über die Generationen hinweg flöten gegangen. Bis jetzt.

Was mich wirklich zuversichtlich stimmt, ist die Tatsache, dass wir im Zeitalter der digitalen Aufklärung leben. Es war noch nie so einfach, sich über die Sachverhalte dieser Welt zu informieren und das komplett ohne Zeitlimit. Das führt dazu, dass ich im Umfeld immer mehr Eltern sehe, deren Kinder bereits in jungem Alter tierische Produkte kritisch hinterfragen oder gar meiden. Erst vor einigen Tagen traf ich einen Mann um die fünfzig, der mir von den Herausforderungen berichtete, als seine elfjährige Tochter vegan wurde. Glücklicherweise haben er und seine Frau sie dabei unterstützt und sich entsprechend eingelesen.

Genau diese Unterstützung sehe ich bei immer mehr Menschen und ich bin zuversichtlich, dass die kommenden Generationen einen viel empathischeren Umgang mit anderen Lebewesen pflegen werden als wir und die Menschen vor uns.

Noch mal: Ich mahne hier nicht mit dem Zeigefinger, ich selbst habe ja über Jahrzehnte hinweg unbedacht tierische Produkte in mich reingestopft, weil es mir so und als vollkommen „normal“ vorgelebt wurde. Umso dank-

barer bin ich, dass ich die richtigen Informationen zur richtigen Zeit fand und sie den Umdenkprozess bei mir lostraten, über dessen Ergebnis ich unfassbar glücklich und auf den ich auch stolz bin.
Denn es ist einfach fürchterlich, dass wir als Menschen andere Lebewesen zu Lebewesen zweiter Klasse degradieren, sie komplett willkürlich zwischen „Haus"- und „Nutztieren" aufteilen und letztere in großem Stil ausbeuten. Und all das nur, damit wir uns eine Frikadelle auf den Teller packen können, um drei Minuten Genuss im Mund zu haben. Klar, wir selbst töten die Tiere ja nicht, aber wir bezahlen nun mal andere mit unserem Einkauf dafür, sich für uns die Hände schmutzig zu machen.

Dabei muss das 2022 nicht mehr sein. Es gibt so viele leckere pflanzliche Alternativen. So viele Rezepte. So viele Menschen, die uns zeigen, dass man auch ohne den Konsum tierischer Produkte Topleistungen erbringen und ein gutes Leben leben kann.

Damit dieser Wandel, der langsam in die Gänge kommt, weiter voranschreitet, braucht es Impulse und Denkanstöße. Immer und immer wieder. Das ist auch einer der Gründe, warum ich dieses Buch geschrieben habe. Wie du selbst lesen konntest – es war auch für mich ein Weg voller Höhen und Tiefen, aber es ist machbar, es bringt mir mehr Lebensqualität und allem voran: Ich kann abends prima einschlafen, weil ich weiß, dass für mein Essen kein anderes Tier mehr leiden muss oder ausgebeutet wird.

Ich hoffe, dass ich dich mit diesem Buch zum Nachdenken bringen kann. Vielleicht hast du das Buch auch von deinem jugendlichen Kind erhalten, das keine Tiere mehr essen möchte und sich erhofft, dass du nach der Lektüre das entsprechende Verständnis für diese gewollte Veränderung aufbringst und den entsprechenden Support mitbringst. Das würde ich mir wünschen.

Falls du dir nach all den Seiten jetzt denkst: „Ja, klingt alles plausibel, was Philipp da schreibt, aber dieser verdammte Käse, ich komm da noch nicht von los", möchte ich dir gerne das Zitat des veganen Aktivisten Jack Norris ans Herz legen:

> *„Menschen sagen oft, sie können nicht*
> *vegan werden, wegen des Käses.*
> *Dann werde doch vegan.*
> *Mit der Ausnahme von Käse!"*

Wichtig ist, dass wir als Menschen überhaupt erst mal anfangen, uns mit der Problematik auseinanderzusetzen und aktiv zu werden. Eine komplette Umstellung schreckt viele Menschen ab und es gibt gar keine Veränderung. Stattdessen ist für mich jeder noch so kleine Schritt in die richtige Richtung begrüßenswert, wenn er das Ziel unterstützt, andere Tiere Tiere sein zu lassen, sie nicht mehr auszubeuten und ihnen durch unseren Konsum kein Leid mehr zuzufügen. Über die Zeit wirst du sehr wahrscheinlich feststellen, dass es nicht mehr unbedingt tierischer Käse sein muss und zack, bist du zu 100 % vegan. Wir tricksen damit auch ein bisschen unseren Kopf aus, aber es funktioniert bei vielen Menschen hervorragend.

Glaub mir, wenn ich dir sage, dass es, selbst wenn es sich im ersten Moment vielleicht als Verzicht anfühlt, in Wahrheit ein echter Zugewinn ist, der anderen fühlenden Lebewesen viel ersparen wird und zudem noch gut für die Umwelt und die eigene Gesundheit sein kann. Ich spreche da dankbar aus ehrlicher Erfahrung. Oder um es mit dem Buchtitel zu sagen:

Ich wollte nie Veganer sein.

Und vielleicht sagst du genau das ja auch bald von dir. Mich würde es sehr freuen!

P.S.: Was mich ebenfalls sehr freuen würde: Wenn du dieses Buch hier gelesen hast und es dir gefallen hat, wäre es unfassbar großartig, wenn du es z. B. auf Instagram in deiner Story zeigst und mich mit @philippsteuer darauf verlinkst. Damit hilfst du mir, dass auch andere Menschen von diesem Buch hier erfahren, die sich dann auch mit dem Thema Veganismus auseinandersetzen. Solltest du keinen Social-Media-Account haben, kein Problem. Deine Empfehlung an Freund:innen und Familie ist genauso fantastisch. Was du nie vergessen darfst: Wir haben als einzelne Person viel mehr Macht, als wir denken. Von daher würde ich mich sehr über deine Empfehlung freuen!

PHLIPPS LAST CALL

Ich hoffe, wir werden irgendwann alle verstehen, dass andere Tiere MIT uns auf der Erde sind und nicht FÜR uns.

Niemand braucht sich von Veganer:innen bedroht fühlen. Die meisten von uns beißen doch schließlich jeden Tag freiwllig ins Gras.

@PHILIPPSTEUER

Schau auch gern für mehr veganen Humor, Denkanstöße, Rezepte und sinnvolle Infos auf auf meinen Social Media-Profilen vorbei, um nichts zu verpassen:

YouTube Facebook Instagram Twitter TikTok